LOS 4 PILARES
DE LA SALUD

Como lograr fácilmente salud y bienestar

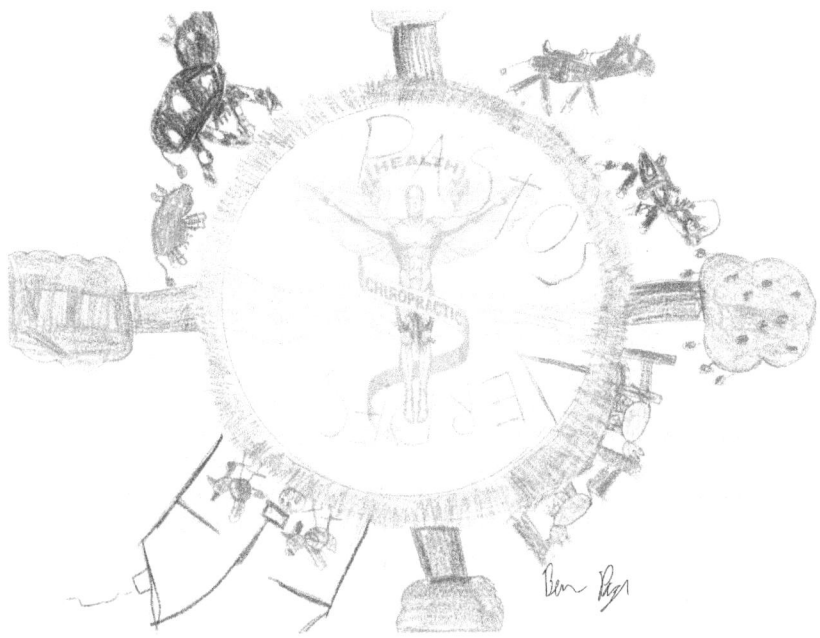

Benjamin David Page, D.C.

1st Edition, 2018 www.pastosverdesfarm.com

Me gustaría agradecer a mi esposa por todo lo que hace, esto no hubiera sucedido sin su ayuda y apoyo. ¡¡¡GRACIAS!!! Tengo una gran esposa y dos hijos buenísimos que me ayudan a mejorar cada día de mi vida.

Me gustaría agradecer a mi mamá y a mi papá por toda la ayuda que me han brindado en este largo proceso y a lo largo de la vida. ¡¡¡GRACIAS!!!

Un agradecimiento especial a Julia González, quien me ayudó a editar y corregir este libro. No podría haberlo hecho sin ella.

También me gustaría agradecer a todos los oyentes de mis podcast "The wellness farmer podcast" y en español "El podcast la salud integral."

1

La salud y bienestar

¡La salud se ha hecho demasiado compleja! Por eso estoy escribiendo este libro. Quiero ayudarle a entender cuatro conceptos básicos de la salud - ¡eso es todo! Si usted vive un estilo de vida que implica estos cuatro conceptos básicos de manera holística, encontrará la verdadera salud y bienestar. Si bien la salud es simple, poner estos cuatro conceptos en práctica no es tan fácil al principio. Pero todas las cosas buenas vienen con el trabajo, y la mejor parte de este trabajo es que es divertido y satisfactorio. Para encontrar la verdadera salud primero tenemos que tener un plan que nos muestre cómo encontrarlo. ¡Ese plan es justo aquí, en este libro! Con un plan, podemos llegar a nuestro destino. Sin el, estamos perdidos.

La mayoría de la gente se siente perdida sobre lo que realmente es la salud y el bienestar. Hay tanta información por ahí, que hace muy difícil saber qué hacer. Este es uno de los problemas: somos bombardeados con propaganda diariamente y con frecuencia no tenemos tiempo para estudiar las cosas. Si está leyendo esto, sé que desea encontrar la verdadera salud y bienestar y que también está dispuesto a hacer cambios en su estilo de vida para que pueda realmente sentir lo que es ser verdaderamente saludable. Como un doctor de quiropraxia que ha estudiado extensamente acerca de lo que trae verdadera salud y bienestar, y que trabaja personalmente con muchos pacientes, puedo decir que uno de los mejores sentimientos que tengo es ver a mi familia y pacientes sanos y bien. Déjame hacer lo mismo por usted.

¿Cuáles son los 4 pilares de la salud?

Los cuatro pilares son conceptos sencillos sin embargo lleva trabajo y práctica para implementar en nuestras vidas.

Son:

1. Alimentos abundantes en nutrientes cultivados en suelo fértil sin productos químicos

2. Cuidado quiropráctico

3. Diálogo interno natural

4. Movimiento adecuado

Nuestros antepasados vivieron sus vidas aplicando estos pilares a sus estilos de vida sin siquiera saber, y vivieron una vida plena y saludable. Al leer este libro usted será capaz de lograr lo mismo. ¡Usted tendrá la energía y la salud para vivir una vida plena y saludable!

No se pierda esta oportunidad para maximizar su salud. ¡Empiece ahora! Sea la persona a quien otras personas miran como un ejemplo. ¡Sea ese ejemplo!

Continúe leyendo para aprender más sobre estos cuatro conceptos y cómo implementarlos de una manera holística en su vida. Usted puede tomar el control de su propia salud. Simple, ¿verdad? ¡Vamos a hacerlo!

2

Encontrar el deseo

El primer paso en el camino hacia la verdadera salud y bienestar

Lograr una verdadera salud y bienestar es un estilo de vida. Si quiere estar bien, debe elegir este estilo de vida. No se puede lograr el bienestar en un día; Es una forma de vida continua. Usted debe esforzarse conscientemente y continuamente para mejorarlo. Con tiempo y esfuerzo, este estilo se convertirá en una parte natural de su vida. Sin embargo, no hay un término medio. Estás progresando hacia el bienestar o retrocediendo a la enfermedad.

Esta idea puede ser difícil de tragar. La sociedad se ha estancado de muchas maneras - ¡la salud personal es una!

La mayoría de la gente corre en la rueda de hámster de la vida. Viven en cajas de ladrillo, conducen a trabajar en cajas metálicas, trabajan en cajas de hormigón y de vidrio, vuelven a casa en cajas metálicas y miran cajas de televisión. Las 8 a 10 horas que pasan en sus escritorios cada día matan su inspiración e innovación. Cuando llegan a casa, sólo quieren sentarse en sus sillónes y pasar sus pocas horas libres pensando en nada (de ahí, la popularidad de la televisión basura). Compran artículos de consumo de moda para llenar este vacío y volver a trabajar para pagar sus saldos de tarjetas de crédito.

Desafortunadamente, la mayoría de la gente no busca el cambio de estilo de vida hasta que experimenta una crisis de salud. Aquellos que descuidan sus cuerpos, los tratan mal y los llenan de basura casi siempre llegan a un punto de crisis. No hacen grandes cambios de estilo de vida porque quieren, sino porque tienen que hacerlo.

Con suerte, no está en crisis y quiere abrazar un estilo de vida de verdadera salud y bienestar antes de que las cosas escapa de la mano. Recuerde, siempre estamos moviéndonos en una dirección u otra, hacia o lejos de la verdadera salud y bienestar. Participar en acciones impulsivas y "vivir la vida" le lleva en la dirección equivocada.

Tome una respiración profunda. No se preocupe, nadie es perfecto.

Recomiendo a mis pacientes que busquen lograr 80 por ciento de los cambios de estilo de vida al comenzar. Eso se llama la regla del 80/20. Esta estrategia hace que el éxito se sienta alcanzable. Si finalmente puede llegar a 95/5, es aún mejor.

El objetivo final es alcanzar el 100 por ciento de salud y bienestar. Es posible y se puede lograr. Sin embargo, si usted comete un error, no se patee cuando se resbala; Sólo levántese y siga adelante.

El estilo de vida del que estoy hablando es difícil de entender porque durante generaciones se ha enseñado "cuidado de la enfermedad", no "cuidado de la salud." Las personas piensan que son saludables hasta que sienten síntomas físicos.

Cuando las personas sienten un síntoma como dolor leve, suelen tomar medicamentos de venta libre. Si se sienten dolores más fuertes, van a su médico en busca de un medicamento más potente.

¿Alguna vez ha pensado en lo que sucede cuando toma píldoras?

Sí, las píldoras pueden hacer que sus síntomas físicos desaparezcan, pero, ¿era su problema una falta de medicación - o había otra razón para su dolor?

La gente no pregunta, "¿Cuál es la causa subyacente de mis síntomas?" Quiere alivio sin cambiar sus hábitos o estilos de vida. Una vez que sus síntomas desaparecen, vuelven a sus rutinas normales hasta que los sienten de nuevo - y el ciclo se repite.

La gente no tiene la culpa de pensar de esta manera; Es como nos han enseñado durante generaciones. Para lograr una verdadera salud y bienestar usted debe estar dispuesto a hacer cambios en sus sistemas de creencias y estilos de vida. Sólo después de darse cuenta de la necesidad de cambio puede comenzar su viaje hacia adelante.

Un cambio en el comportamiento o estilo de vida sólo puede venir con un cambio en los sistemas de creencias. Comportamientos o sea sus opciones de estilo de vida son la consecuencia de sus sistemas de creencias. Para encontrar la verdadera salud y bienestar necesitamos profundizar y cambiar nuestros sistemas de creencias, no sólo un comportamiento o estilo de vida.

Podemos ver nuestros sistemas de creencias como nuestro paradigma. Stephen Covey, autor de *Los 7 hábitos de gente altamente productivo*, tiene una buena explicación de lo que es un paradigma. Explica que un paradigma es la forma en que uno ve el mundo; Es la lente.

Es como uno ve las cosas. No es sólo un cambio en las creencias o las opciones de estilo de vida, sino un cambio en los paradigmas.

Si está dispuesto a cambiar su paradigma de salud y aplicar los cuatro pilares, de los que hablaré con más detalle, establecerá la verdadera salud y bienestar. Pero, usted debe decidir cambiar su paradigma de la salud. Usted tiene que comprometerse a cambiar su forma de vida - su estilo de vida.

Puede hacerlo, caminaré a su lado a cada paso del camino. Sólo sigue leyendo. En los próximos capítulos, voy a ampliar esta filosofía de la salud.

3

Quiénes somos realmente.

La mayoría de las personas que trabajan en las ramas de la medicina tratan a los pacientes de manera compartimentada. Tratan síntomas de enfermedades o enfermedades y no están preocupados por el verdadero problema subyacente. No porque no estén preocupados por la salud del paciente, sino porque se les enseña a tratar los síntomas.

Desde el infame Informe Flexner de 1910, la medicina siempre ha buscado diagnosticar y tratar la enfermedad desde el exterior usando principalmente medicamentos o cirugía.

En los últimos 100 años hemos visto un enorme aumento en todos los tipos de enfermedades metabólicas, como diabetes, enfermedades del corazón, cánceres y enfermedades autoinmunes como la artritis reumatoide y el hipotiroidismo, por nombrar sólo algunos.

La razón principal es porque la medicina moderna mira al ser humano como un sistema de partes en vez de un sistema entero. Si alguna vez queremos saber lo que se siente al estar verdaderamente saludable debemos entender que no somos sólo un montón de partes separadas conectadas entre sí, sino un ecosistema de trillones de células que trabajan armoniosamente juntas para mantener la salud. No sólo somos un ecosistema, sino que vivimos en un ecosistema que también necesita ser saludable para que podamos ser saludables. Somos una parte integral del ecosistema que llamamos Tierra. No dije que estamos en control, sino parte de. Cada vez que hemos tratado de tomar el control de la naturaleza ¿qué ha sucedido inevitablemente? Un desastre. ¿Qué sucede cuando dejamos la naturaleza sola después de haber intervenido? Regresa a su hábitat natural y saludable. Eso es lo que debemos entender primero. Cuanto menos intervenimos, mejor.

Un ecosistema es básicamente una comunidad biológica de organismos que interactúan en su entorno físico. La verdadera salud y bienestar proviene del nivel celular. Cada célula individual en nuestro cuerpo humano tiene su papel en la salud, sin embargo la forma en que interactúan con otras células es mucho más importante.

La pregunta, ¿Cómo voy a mantener trillones de células saludables y trabajando armoniosamente juntas para que pueda sentir lo mejor que pueda? Podría sonar desalentador e incluso dar miedo. Eso es lo que me gusta de la salud. Tenemos la parte fácil - la salud es simple. Si proporcionamos a nuestros cuerpos los pocos ingredientes básicos de los que hablo en este libro, nuestros cuerpos hacen el resto.

Nuestros cuerpos no sólo se mantienen si proporcionamos los ingredientes necesarios sino que se recuperan, curarán de la misma manera que cualquier ecosistema natural, y volverán a un estado natural saludable. Una vez leí una gran cita del médico, educador e investigador Lewis Thomas que decía:

> *"El gran secreto de la medicina,*
> *conocido por los médicos, pero aún*
> *oculto al público, es que la mayoría*
> *de las cosas mejoran por sí mismas."*

Esta cita tiene muchas verdades. Lo que falta es la importancia de buscar una verdadera salud y bienestar, que también nos manda que proporcionemos a nuestros cuerpos los pocos ingredientes que requiere para alcanzar la verdadera salud, que es un ecosistema de células que trabajan armoniosamente juntas.

Lo que debe entender es que es increíblemente poderoso. Usted, leyendo esto ahora, es increíblemente poderoso, y tiene la capacidad de sanarse a sí mismo. Es una de las cosas más libertadoras y aterradoras de oír. Que tiene control de su salud, pero al mismo tiempo debemos asumir la responsabilidad, nunca debemos dejar nuestra salud en manos de otros.

Entonces, ¿quiénes somos realmente? Somos un ecosistema de trillones de células que trabajan armoniosamente juntas. Tenemos el potencial de auto-sanación y auto-regulación. Nuestros cuerpos son mucho más inteligentes de lo que nos enseñaron, e incluso entienden. Si damos a nuestros cuerpos algunos ingredientes vitales, nuestros cuerpos harán el resto. Ni siquiera tenemos que preocuparnos por los síntomas; Nuestros cuerpos saben mejor, y debemos confiar en ellos.

4
Alimentos abundantes en nutrientes
La salud intestinal y su importancia

A lo largo de los años, la importancia de la salud intestinal se ha vuelto muy clara en su papel en nuestra salud y bienestar general. El intestino, nuestro sistema digestivo, juega un papel enorme en nuestro bienestar físico y mental. La importancia de comer alimentos abundantes en nutrientes que provienen de un suelo fértil sin productos químicos es uno de los pilares vitales para la verdadera salud y bienestar. Es mucho más importante hoy que nunca.

La razón principal por la que comencé Pastos Verdes Farm con mi familia fue para proveer comida que fuera abundante en nutrientes. Empezamos la granja criando pollo para carne. Lo hicimos porque la carne es un alimento que se ha vuelto muy contaminado y tóxico a lo largo de los años con la introducción de las granjas de Operación de Alimentación Animal Concentrada (CAFO en Inglés y conocido en español como feedlot).

Antes de hablar del problema con nuestro sistema alimentario necesito explicar que no es debido a los agricultores. Los agricultores han sido colocados entre una roca y un lugar duro. También necesitan ganarse la vida, y con todos los subsidios del gobierno y un bajo margen de beneficio, se ven obligados a expandir continuamente sus granjas. Con cada expansión deben invertir en más terrenos, más equipo y acumular más deuda. Entre la semillas híbridas y transgénicas de Monsanto y los subsidios gubernamentales que destruyen por completo la capacidad del mercado libre para funcionar, los agricultores están pasando un tiempo muy difícil ganando lo suficiente para proveer a sus propias familias, están haciendo lo mejor que pueden con la situación que se les ha dado. Sin embargo, hay algunos granjeros buenísimos como Will Harris III de White Oak Pastures en Bluffton, Georgia, que están haciendo cambios positivos, y él no está solo. Cada vez más granjas de familia están comenzando y proveyendo alimentos abundantes en nutrición para sus comunidades. Están cultivando o criando en suelo fértil sin productos químicos, como Primal Pastures en el Sur de California y Polyface Farms en Virginia Occidental. Las granjas como estas, y muchos más, están satisfaciendo la demanda de alimento abundante en nutrientes.

Carne - uno de los componentes importantes de nuestra dieta.

En las granjas CAFO o los feedlot los animales se crían en un área donde no tienen mucho espacio para moverse. Viven la mayor parte de sus vidas en sus propios excrementos. Esto no sólo se hace con pollos sino también con cerdos, vacas, y cualquier otro tipo de carne que se encuentra en el supermercado.

En los feedlot de pollo - que podríamos llamar una fábrica, donde los números oscilan entre 10.000 y 50.000 - los pollos viven empaquetados en una casa que está completamente cerrada. Sí, usted leyó bien, hasta - 50.000 pollos en una sola casa de aro. Prácticamente nunca ven la luz del día, se mueven muy poco, y se alimentan de granos llenos de sustancias químicas veinticuatro horas al día. ¡Nunca ven una brizna de césped! Durante sus vidas cortas de cinco a seis semanas también reciben antibióticos para combatir las muchas infecciones que agarran de la respiración de todas las partículas de excremento en el aire nebuloso dentro de la casa de aro. Ahora, los productores de pollo no están autorizados a dar a estas gallinas hormonas para ayudar en el crecimiento. La forma en que logran a poner hormonas es mediante la inyección de la hormona en el huevo un par de días antes de salir del cascarón. Sin las hormonas, sus huesos se rompen bajo su propio peso debido a la velocidad increíblemente rápida de crecimiento. Lo que tiene antes de que se envíen para su procesamiento es un pájaro enfermo lleno de antibióticos, hormonas y toxinas como el arsénico, que es una neurotoxina conocida.

El procesamiento de estos animales es igual de terrible. Estos pollos crecen tan rápido que en cinco a seis semanas son transportados en camiones enormes a donde se matan. El transporte causa una enorme cantidad de estrés en los pollos que ya están estresados a un punto increíble.

En la planta de procesamiento, aproximadamente 170 aves son procesadas por minuto. Sí, también lo has leído bien, ¡170 por minuto! Primero reciben un shock eléctrico y luego mueren. Entonces todos los despojos, u órganos, son aspirados. Los órganos de un pájaro saludable pueden ser muy nutritivos, pero en estas aves, tienen que ser desechados debido a la gran cantidad de toxinas que se encuentran en ellos. Al succionar los despojos, muchas veces los intestinos se rompen esparciendo los excrementos sobre todo el pollo que ya está rico en toxinas. Para evitar la contaminación, la mayoría son lavados en baños de cloro hasta treinta veces. El pollo se empaqueta y así en paquetes en camiones refrigerados enormes son enviados generalmente a miles de kilómetros a un supermercado cerca de usted, donde usted va y compra ese pollo al cual lo cocina para a alimentar a su familia. Yo uso pollos como un ejemplo porque eso es exactamente lo que criamos en Pastos Verdes Farm. Al igual que los pollos, todos los animales de los feedlot son tratados de la misma manera. Los animales rumiantes como la vaca, que son animales con cuatro estómagos, requieren una dieta de céspedes, pero se les da la misma dieta que a un pollo, los granos.

Nos hemos acostumbrado tanto a esta forma de carne que cuando vemos el marmoreo o la carne con grasa intramuscular de una vaca creemos que estamos comiendo el mejor tipo de carne, es todo lo contrario de lo que es verdad. Estamos comiendo carne llena de grasa saturada repartida por todo el músculo. ¡Cuando comemos carne, la grasa debe estar en el exterior del músculo!

Es tan importante que nos educamos sobre el sistema alimentario actual porque lo que está leyendo nunca se encontrará en los medios de comunicación convencionales. Es muy importante entender lo que está pasando con este sistema.

Con este tipo de sistema, vemos cada vez más personas que no comen carne. Ellos ven cómo estos animales son tratados y no pueden soportar un sistema tan cruel. Yo entiendo completamente su punto de vista como un humanitario, sin embargo, con respecto a la nutrición adecuada, no puedo ver una dieta completa que no tenga carne. Lo que hay que hacer es ayudar a la gente a entender que hay lugares donde los animales se crían de manera adecuada, y en lugares seguros donde pueden disfrutar de una vida satisfactoria. Me encanta cómo compañero agricultor y autor Joel Salatin se lo explica cuando dice que un pollo necesita vivir una vida de pollo, un cerdo necesita vivir una vida de cerdo, y una vaca necesita vivir una vida de vaca. Si encontramos agricultores que hacen exactamente eso, podemos estar seguros de que nuestra carne estará llena de los nutrientes que nuestros cuerpos necesitan para funcionar de una manera saludable.

En nuestra granja lo hacemos bien y lo haremos de nuevo cuando iniciemos nuestra granja en Argentina. Le daremos a nuestros pollos una vida de pollo - que viven afuera con el sol y el cielo por encima de ellos, por lo que tienen toda la vitamina D y el aire fresco necesario. Tienen césped y bichos debajo de ellos, donde obtienen todas las otras vitaminas, minerales y proteínas necesarias. Tienen espacio para correr, rascarse, jugar, cavar, bañarse, y vivir una vida encantadora de un pollo. Complementamos su césped y bichos con alimentos orgánicos no transgénicos y también les damos agua de pozo limpio para su consumo.

Mi parte favorita del día criando las pollos son las mañanas, cuando voy a mover el gallinero portátil y dar a los pollos una nueva ensalada fresca para comer. Verlos correr alrededor, primero en busca de bichos y luego calmarse y comer césped, es un espectáculo que todo el mundo debe experimentar.

Me encanta la nueva tendencia de las pequeñas granjas locales de dar tours de granjas. No hay una mejor manera de encontrar buenos alimentos cultivados localmente. Usted no sólo conoce a su agricultor, pero tiene la oportunidad de salir a la naturaleza y disfrutar de la belleza natural de esta tierra y el aire fresco y limpio. Algo que todos necesitamos mucho más.

El procesamiento de los pollos de nuestra granja es tan humano como fue su vida. A las ocho semanas ya están listos para faenarlos. Los transporto cinco a la vez a unos 45 metros dentro de la misma granja. No hay absolutamente ningún estrés en el transporte y su vida también es prácticamente libre de estrés. Esto significa que no habrá hormona del estrés en la carne. Yo personalmente, y con la ayuda de otros, cortamos la garganta de la manera correcta en un ángulo de 45 grados por debajo del pico justo en la vena yugular, afilando el cuchillo cada vez para asegurarse de que hay un corte limpio.

Por desgracia, tengo experiencia personal con lo que se siente un corte limpio. Mientras trabajaba como carpintero para poder pagar la escuela, accidentalmente me corté con un hacha recién afilada. El corte era tan profundo que pasó hasta el hueso. Si no hubiera mirado hacia abajo y hubiera visto el corte grueso y profundo, nunca habría sabido que me había cortado. ¡No sentí absolutamente nada! Ahora tengo una hermosa cicatriz en mi antebrazo derecho como resultado de ese día.

A continuación, arrancamos las vísceras y limpiamos las aves nosotros mismos sin succión. Desechamos los despojos tomando el estómago, el hígado y el corazón y los guardamos para el consumo. Estos órganos son ricos en nutrientes. También guardamos las patas para usarlos en el caldo de pollo. Utilizamos muy poca agua, y todas las otras partes de las aves son compostadas para enriquecer aún más el suelo donde el césped está creciendo para que las aves obtengan el pasto más nutritivo posible.

Puede ser un hermoso proceso donde todo el mundo gana - el animal vive una vida maravillosa, nosotros como seres humanos obtenemos la nutrición que nuestros cuerpos piden, y todo lo demás vuelve de nuevo al suelo para enriquecer aún más los alimentos de los animales. Es una situación de ganar-ganar-ganar.

Vegetales y frutas - componentes importantes de nuestra dieta.

Las verduras son probablemente el componente más importante de nuestras dietas y debe ser la mayoría de nuestra dieta. Al igual que con la carne, las prácticas agrícolas industriales modernas, con respecto a las verduras y frutas, están causando estragos en nuestra salud. Hoy no vemos muchas pequeñas granjas locales cultivando alimentos para su comunidad. En los Estados Unidos, el 2 por ciento de la población cultiva la comida para el otro 98 por ciento. ¡Son números locos! Esos números hacen imposible cultivar el alimento de una manera que no destruya el suelo en el cual el alimento es sembrado.

Ese es el primer problema con las verduras. La mayoría de la gente está consumiendo verduras que vienen de suelos que están literalmente muertos. Es tierra, nada más. Estas verduras provienen de lo que se llama granjas de monocultivo. Estas son las granjas donde una cosecha se realiza en cientos y miles de acres.

Cuando Estados Unidos se expandía, los agricultores trabajaban la tierra hasta que no produjera más. Entonces dejaban la tierra y encontraban otra porción de tierra fértil, por lo general cortando muchos árboles en el proceso, y cultivaban ese pedazo de tierra. Esto ocurría una y otra vez y los agricultores se trasladaban cada vez más hacia el oeste. Las granjas de hoy funcionan un poco diferente. En lugar de pasar a un nuevo pedazo de tierra, utilizan fertilizantes químicos para mantener sus plantas vivas. Los químicos encontraron que las plantas sólo necesitan tres elementos para sobrevivir. "Sobrevivir" es la palabra adecuada porque definitivamente no están prosperando. Estos tres elementos son nitrógeno, fósforo y potasio. Formularon una sustancia química con estos tres elementos y ahora los agricultores, con un spray químico, pueden mantener sus plantas vivas hasta que las cosechan, pero muy pobres en nutrientes.

No sólo se utilizan fertilizantes químicos sino también pesticidas y herbicidas porque las plantas son demasiado débiles para combatir las plagas y llegan a ser dominadas por insectos y malezas. Tenemos que llamarlos como realmente son, son venenos.

También estamos viendo más y más semillas transgénicas. Es difícil creer que los científicos están tomando genes de otros organismos e insertándolos en las semillas de las plantas que estamos consumiendo. ¿A qué distancia de la naturaleza hemos llegado? ¡Es atemorizante a veces! La razón por la cual tienen que fabricar estas semillas es hacerlas lo suficientemente resistentes para poder tolerar los pesticidas y herbicidas que cada vez son más potentes. Con el uso de pesticidas estamos haciendo plagas resistentes a pesticidas y con herbicidas, malezas resistentes a herbicidas. Tiene sentido - con el herbicida están matando a todas las malas hierbas más débiles dejando las malas hierbas más fuertes para reproducir y cada generación es cada vez más resistente al herbicida. Lo mismo sucede con pesticidas. Los insectos débiles son eliminados, dejando a los insectos más fuertes para reproducirse, volviéndose más y más resistentes a todos los pesticidas. Ahora, los agricultores tienen cada vez más dificultad manteniendo sus cultivos libres de plagas y de malezas. Es un ciclo que no podemos ganar, porque la naturaleza siempre gana. Para poder alimentar al mundo con vegetales abundantes en nutrientes, debemos trabajar con la naturaleza, no contra ella.

Grasas y aceites - no hay que temerlas, nuestros cuerpos los necesitan

Primero lo primero - la diferencia en las grasas!

Las grasas saturadas son grasas que no pueden contener más hidrógeno. Están completamente llenos de hidrógeno y se encuentran principalmente en las carnes de los animales.

Los animales criados en las granjas CAFO o en los feedlot tienen muchas grasas saturadas mientras que los animales criados adecuadamente tienen mucho menos. Con carne de vaca alimentado con grano solamente tiene un mezquino 1 por ciento de la grasa omega-3, una grasa que debemos proporcionar nuestros cuerpos. Sin embargo, los omega-3 en la carne de vaca criados comiendo césped representan el 7 por ciento del contenido total de grasa.

Los animales rumiantes, como vacas, cabras y ovejas, necesitan comer césped, no granos. Criados de esta manera, la grasa se encuentra fuera del músculo, y en general hay mucha menos grasa saturada. La proporción recomendada de ácidos grasos omega-6 a omega-3 en humanos es de 3:1 a 1:1. La proporción en la carne de vaca criada con césped es 3:1, o en otras palabras, cuando comemos carne de vacas criados adecuadamente obtenemos la proporción recomendada de omega-6 y omega-3.

La grasa insaturada es un ácido graso o grasa en el que hay al menos un doble enlace dentro de la cadena del ácido graso. Una cadena de ácido graso es monoinsaturada si contiene un doble enlace y poliinsaturada si contiene más de un doble enlace.

Algunas fuentes de alimentos de grasas monoinsaturadas incluyen:

• aceite de oliva

• aceite de canola

• aceite de maní

• nueces

• Palta

Las grasas poliinsaturadas se pueden dividir en dos grupos principales conocidos como grasas omega-3 y grasas omega-6. Hay otros ácidos grasos omega como omega-9, sin embargo no se habla tanto porque no son esenciales. Podemos crear estos ácidos grasos, así que no necesitamos proveerlos a través de nuestros alimentos.

Las grasas omega-3 incluyen:

• pescado aceitoso como salmón y sardinas

• huevos y carnes que se críen adecuadamente

• fuentes vegetales como linaza, nueces, vegetales de hoja verde (lechuga, brócoli, kale, espinaca, etc.)

• leguminosas (riñones, marinas, porotos pinto o lima, arvejas o arvejas partidos, etc.)

• Cítricos, melones, cerezas.

Se ha demostrado que las omega-3 de animales tienen más beneficios para la salud cardiovascular que las fuentes vegetales.

Las grasas omega-6 incluyen:

• girasol, soja, aceites de sésamo

• nueces (pecanas, brasil y piñones)

• semillas de girasol

Luego están las grasas trans. La grasa trans artificial o químicamente preparada es lo que causa la mayoría de los problemas.

¿Qué son las grasas trans?

En términos químicos, la grasa trans es una molécula de grasa que contiene uno o más enlaces dobles en configuración geométrica trans. Un doble enlace puede presentar una de dos configuraciones posibles: trans o cis.

La molécula trans es una molécula recta. La molécula cis está doblada.

Hay dos tipos de grasas trans que se encuentran en los alimentos, de origen natural y las grasas trans artificiales. Las grasas trans naturales se producen en el intestino de algunos animales, y los alimentos elaborados a partir de estos animales - por ejemplo, la leche y la carne pueden contener pequeñas cantidades de ellas. Las grasas trans artificiales o ácidos grasos trans se crean en un proceso industrial que añade hidrógeno a los aceites vegetales líquidos para hacerlos más sólidos.

El ácido trans-vacénico, una grasa trans natural de los animales y que se encuentra en los productos lácteos y de carne, puede reducir los factores de riesgo asociados con enfermedades del corazón, diabetes y obesidad, según unos investigadores de la Universidad de Alberta[1].

El beneficio se debió en parte a la capacidad del ácido vacénico para reducir la producción de quilomicrones, que son partículas de grasa y colesterol que se forman en el intestino delgado después de una comida. A continuación, se procesan rápidamente en todo el cuerpo, y pueden estar relacionados con una variedad de condiciones que surgen de trastornos metabólicos.

Los experimentos en ratas mostraron que el ácido vacénico en la dieta podría reducir el colesterol total en un 30 por ciento, el colesterol LDL en un 25 por ciento y los triglicéridos en más del 50 por ciento.

Aquí vemos la naturaleza otra vez brindándonos la respuesta. Al consumir una grasa que proviene de un animal bien criado, vemos exactamente lo contrario de lo que la mayoría de la gente piensa de la grasa animal porque este tipo reduce el colesterol.

La grasa trans artificial es lo que queremos evitar. Sin embargo, estas grasas se encuentran en todas partes porque son fáciles de usar, de bajo costo para producir, y no se pudren. Muchos restaurantes y establecimientos de comida rápida también utilizan grasas trans artificiales para freír alimentos porque los aceites con grasas trans artificiales se pueden utilizar muchas veces en las freidoras comerciales. Las grasas trans se encuentran en los alimentos fritos como donas y productos horneados, incluyendo pasteles, cortezas de pastel, pizzas congeladas, galletas, margarinas y otros productos de untar. Puede determinar la cantidad de grasas trans artificiales en un alimento envasado en particular, mirando la etiqueta de información nutricional. Sin embargo, los productos pueden ser listados como "0 gramo de grasas trans" si contienen hasta 0,5 gramos de grasa trans artificial por porción. También puede detectar la grasa trans artificial leyendo la lista de ingredientes y buscando los denominados "aceites parcialmente hidrogenados."

No sólo es tóxica la dieta moderna con grasas trans artificiales, sino también la dieta moderna es peligrosamente deficiente en ácidos grasos omega-3.

El desequilibrio en la dieta moderna de hoy día de la proporción de omega-6 a omega-3 es entre 15:1 y 22:1.

Recuerde, la proporción ideal de ácidos grasos debe oscilar entre 3:1 y 1:1. Este desequilibrio tiene graves consecuencias para la salud.

Estos ácidos grasos, los omega-3 y los omega-6, son una parte importante de la membrana celular. La membrana celular es como el guardián de la célula. Es la capa exterior que rodea a la célula, dejando que algunas sustancias entren y otros no.

Usted puede pensar en la membrana celular como una membrana de caucho que evita que la lluvia se filtre a través de su techo. Rodea y protege el contenido de una célula. Controla qué sustancias pueden entrar y salir de la célula. La membrana también le da su forma y permite adherirse a otras células formando tejidos. En otras palabras, la membrana celular es muy importante.

Los ácidos grasos ayudan a mantener la membrana fluida y permeable por lo que los nutrientes adecuados son capaces de entrar en la célula. Para mantenerlas sanas necesitamos estos ácidos grasos.

Hay tres ácidos grasos omega-3 que son especialmente importantes en el desarrollo de nuestro sistema nervioso. Nuestro sistema nervioso es lo que controla todo lo que hacemos consciente y subconscientemente. Estos tres ácidos grasos omega-3 son EPA (ácido eicosapentaenoico), AA (ácido araquidónico) y especialmente DHA (ácido docosahexaenoico). Estos omega-3 se encuentran sólo en los animales salvajes o carnes y pescados criados naturalmente. Nuestro cuerpo está diseñado para consumir estos ácidos grasos, no armarlos usando otros ácidos grasos que proviene de las plantas.

El libro The Innate Diet and Natural Hygiene por Dr. James Chestnut D.C. da una excelente ilustración que me gustaría compartir sobre la importancia de ingerir estos ácidos grasos omega.

> *"Imagine que su cerebro lleva a cabo algún mantenimiento rutinario en sus receptores de dopamina y serotonina (implicados tanto en TDAH como en trastornos del estado de ánimo). Estos receptores están compuestos por un ácido graso omega 3 llamado DHA. Si usted no tiene mucho DHA en su sangre, las moléculas de grasa trans hechas por el hombre pueden ser usadas en lugar del DHA como material de construcción. Pero las grasas trans tienen una forma diferente a la del DHA, son rectas mientras que el DHA es curvo. El receptor de dopamina se deforma y no funciona correctamente. Repita este escenario día tras día, año tras año y podría terminar con problemas de depresión y de concentración. Este problema es más grave para un niño cuyo cerebro todavía está en desarrollo. La falta de*

grasas insaturadas es particularmente notable en las conexiones del cerebro y la función nerviosa. Un cambio en la dieta con contenido alto de aceite insaturadas y proteína trae los mejores resultados en los niños.

"Ahora imagine a un niño en la escuela aprendiendo matemáticas. El acto de aprender requiere que el cerebro forme nuevas vías neuronales. Se necesita DHA, especialmente para las delicadas sinapsis neurales, que están compuestas de DHA. Este niño, como la inmensa mayoría de los niños estadounidenses, casi no come ácidos grasos omega 3. ¿Qué hace el cerebro? Una vez más, lucha y finalmente utiliza otros tipos de grasas, que no son las adecuadas. La red neuronal se desarrolla lentamente y es defectuosa. El niño tiene problemas de aprendizaje y de memoria, así como problemas de conducta ."

Omega-3 y omega-6 se encuentran en las plantas y también en los animales. Sin embargo, diferentes omega-3 se encuentran en los alimentos en base de plantas y otros se encuentran en los alimentos de origen animal.

Recuerde esas tres grasas poliinsaturadas de las que he hablado que son tan importantes en el desarrollo de su sistema nervioso. Esos tres ácidos grasos omega-3 constituyen alrededor del 94 por ciento de todas las grasas poliinsaturadas que se encuentran en la materia gris del cerebro. Estas tres grasas poliinsaturadas se encuentran en las carnes. Sí, se ha demostrado que otras grasas poliinsaturadas pueden convertirse en estas otras grasas importantes, sin embargo también que son demasiado lentas para proporcionar un suministro suficiente durante el desarrollo temprano del cerebro humano. Es muy importante que los proveamos.

El cerebro humano es más del 60 por ciento de grasa estructural, igual que nuestros músculos están hechos de proteína y los huesos de calcio. No es cualquier grasa de la que están hechos nuestros cerebros. Tiene que ser ciertos tipos de grasas. Ya no comemos este tipo de grasas como solíamos hacerlo. Peor aún, comemos grasas trans artificiales y cantidades excesivas de grasas saturadas y aceites vegetales.

Esta es la razón por la cual las grasas y los aceites (que es apenas una grasa líquida) poseen un nombre tan malo. Así que muchas personas dejan de comer grasas porque piensan que toda la grasa no es saludable. La verdad es que la única grasa que debemos evitar a toda costa son las grasas trans artificiales. La mayoría de las personas necesitan aumentar la cantidad de grasas que consumen, no disminuirlas.

Granos - la fuente de un alimento que deberíamos comer menos.

La mayoría de nuestros antepasados vivían con una dieta que proporcionaba toda la nutrición que sus cuerpos requerían. Sus dietas tenían una proporción promedio de 65 por ciento de plantas a 35 por ciento de animales. La mayoría de las consumidas eran verduras con muy pocos granos debido a la cantidad de trabajo que tomó para obtener un grano. En estos días, con toda la maquinaria que tenemos, es fácil obtener trigo. Pero, lamentablemente, no es fácil obtener granos correctamente sembrados. La realidad para los consumidores es que casi toda la harina del supermercado se hace del trigo moderno industrial, y casi todo se hace con el procesamiento industrial.

¿Alguna vez se ha preguntado cómo una semilla de trigo se convierte en harina procesada moderna? ¿O cómo se hace la harina blanca?

La mayoría de la producción comercial de trigo, por desgracia, comienza con las semillas tratadas con fungicidas. Una vez que se convierten en trigo, se rocían con hormonas, pesticidas y herbicidas. Incluso los contenedores en los que se almacena el trigo cosechado han sido recubiertos con insecticidas. Si aparecen bichos en el trigo almacenado, vuelven a fumigar el grano. Estamos comiendo una semilla que ha sido rociada, pulverizada y rociada más con productos químicos. ¿Le preocupa un poco?

Un grano de trigo, se compone de tres capas:

- El salvado

- El germen

- El endosperma

El salvado es la cáscara externa dura del grano, y es la capa donde usted encontrará la mayor parte de la fibra. El germen es el embrión rico en nutrientes que brotará en una nueva planta de trigo. El endosperma es la mayor parte del grano, constituyendo el 83 por ciento del grano, y es principalmente almidón. La harina blanca se hace del endospermo solamente, mientras que la harina de trigo integral combina las tres partes del trigo.

Los molinos antiguos molieron la harina lentamente, pero los molinos de hoy se diseñan para la producción en masa, usando los rodillos de acero de alta temperatura y de alta velocidad. La harina blanca resultante es casi todo el almidón, e incluso gran parte de la harina de trigo integral comercialmente procesada ha perdido una buena cantidad de valor nutricional debido a estos métodos de procesamiento agresivos.

El procesamiento moderno del trigo comenzó en la década de 1870, cuando la invención del moderno molino de rodillos de acero revolucionó la molienda de granos. Comparado con los viejos métodos de piedra, era rápido y eficiente y daba un control fino sobre las diversas partes del núcleo. En lugar de simplemente mezclar todo, se podría separar las partes componentes, lo que permite obtener la más pura y más fina de la harina blanca para ser fácilmente producido a bajo costo. Este nuevo tipo de harina se envía y se almacena mejor, permitiendo una larga cadena de distribución. De hecho, se mantenía casi indefinidamente. Los problemas de plagas fueron prácticamente eliminados porque las plagas no lo querían. Por supuesto, ahora sabemos que la razón por la que se mantiene tan bien es que el trigo ha sido despojado de nutrientes vitales. Los bichos y roedores sabían eso antes que nosotros.

El molino de rodillos de acero se hizo tan popular, tan rápido, que en diez años casi todos los molinos de piedra en el mundo occidental habían sido reemplazados. Como resultado, nació el primer alimento procesado y el comienzo de nuestro sistema alimentario industrial, donde grandes cantidades de "alimentos" estable en almacén se producen en grandes fábricas, muchos meses y a muchas kilómetros del punto de consumo.

Si bien estos "avances" en la molienda fueron aclamados como una innovación de la vida moderna, nadie pensó mucho acerca de lo que estaba sucediendo con el valor nutricional de los alimentos de trigo. Aún peor es que desde hace décadas se conocen los problemas de salud debidos a la harina blanca industrial y esta sigue siendo, de lejos, la forma más popular de comer trigo.

Pero hay otro problema, más reciente, causado por una segunda revolución tecnológica en el siglo XX. No es tan ampliamente entendido, pero este "avance" en la agricultura y la producción de alimentos puede haber destruido el trigo en sí.

La cosecha mundial de trigo se transformó en los años cincuenta y sesenta en un movimiento llamado "Revolución Verde". El padre del movimiento, Norman Borlaug, fue galardonado con el Premio Nobel de la Paz y se le atribuyó el ahorro de mil millones de vidas. Borlaug lideró equipos que buscaban desarrollar variedades de cereales de alto rendimiento. También trabajaron en la expansión de la infraestructura de riego, modernización de técnicas de manejo, distribución de semillas hibridizadas y fertilizantes y pesticidas sintéticos a los agricultores.

Fue pionero en nuevas especies de trigo semi-enano que, junto con fertilizantes y pesticidas, aumentaron enormemente el rendimiento. Esta nueva tecnología agrícola fue propagada en todo el mundo por compañías como Dupont y Monsanto. Al igual que la revolución de la molienda industrial anterior, la revolución verde aplicó nuevas tecnologías para mejorar la eficiencia y la producción, con poca o ninguna consideración al efecto en la nutrición humana. Ahora estamos descubriendo muchas de las consecuencias no deseadas de esta Revolución Verde.

Según el Dr. William Davis, autor de Wheat Belly,

> *"esta cosa que se nos vende llamado trigo - no es trigo. Es una planta rechonco, chico y de alta rendimiento, un pariente lejano del*

trigo que nuestras madres utilizaban
para hornear muffins, genéticamente
y bioquímicamente años luz retirados
del trigo de hace apenas 40 años ."

Y ahora hay conexiones entre el trigo moderno cubierto con químicos y cualquier cantidad de enfermedades crónicas digestivas e inflamatorias.

Durante miles de años, el trigo ha sido cultivado, almacenado, molido y consumido. El sistema funcionó, y ayudó en la nutrición de algunas poblaciones. En los últimos 150 años decidimos cambiar las cosas.

Primero, las tecnologías mecánicas que convirtieron el trigo en harina blanca y estéril; Luego, las tecnologías químicas y genéticas para facilitar la cosecha y la resistencia a las plagas y la sequía.

Lo que realmente tenemos son semillas mutantes, cultivadas en suelo sintético, bañadas en productos químicos. Son desconstruidos, pulverizados en polvo fino, blanqueados y tratados químicamente para crear un relleno industrial estéril que ninguna otra criatura del planeta comerá. Y nos preguntamos por qué podría estar haciéndonos enfermos? la solución simple y obvia es no comer trigo. Es por eso que tenemos la manía sin gluten. Pero para la mayoría de nosotros hay una solución alternativa: no comer harina industrial hecha con trigo moderno.

Si vamos a comer trigo tenemos que volver a la harina de la antigua: semilla de trigo reliquia, como einkorn, Red

Fife o spelt y Kamut, recién molida a la piedra. La mejor manera de obtener harina integral fresca es comprar un molino a la piedra de la encimera, encontrar un trigo reliquia , y moler usted mismo, según lo necesite. La calidad es increíble y usted estará encantado con los resultados.

La respuesta al sistema moderno de alimentos.

Sé que está pensando: "Bueno, ¿qué se supone que debo hacer ahora? ¡El sistema alimentario moderno ha convertido la comida en un producto que no tiene valor nutricional! "

Sin embargo, hay un gran ejemplo que nos da las respuestas a todas nuestras necesidades nutricionales. Hay gente, como usted, que vivió una vida plena y consiguió toda la nutrición adecuada que sus cuerpos requerían. ¡Nuestros ancestros! Muchos de nosotros ni siquiera tenemos que volver atrás muchas generaciones para encontrar el estilo de vida donde toda la nutrición se proporcionó en la cantidad adecuada.

Si nos fijamos en ellos con la tecnología de hoy no hay absolutamente ninguna razón por la que no podamos proporcionar a nuestros cuerpos la nutrición necesaria para funcionar de la mejor manera, y realmente estar bien.

Me encanta la cita hecha por uno de mis agricultores regenerativos favoritos, Joel Salatin:

*"El primer supermercado
supuestamente apareció en el paisaje
americano en 1946. Eso no hace
mucho tiempo. Hasta entonces,
¿dónde estaba toda la comida?
Estimados amigos, en casas,
jardines, campos locales y bosques.
Estaba cerca de las cocinas, cerca de
las mesas, cerca de las mesitas de
noche. Estaba en la despensa, en el
sótano, en el patio trasero."*

¿1946? Eso fue hace setenta años. La mayoría de nosotros tenemos abuelos que estaban vivos hace setenta años. La mayoría de nosotros todavía tenemos acceso al conocimiento necesario para proporcionar a nuestros cuerpos la nutrición necesaria. ¡Qué oportunidad! Si tiene la suerte de tener a sus abuelos, o incluso a algunos de sus bisabuelos, lo primero que debe hacer es preguntarles cómo vivían cuando eran jóvenes. No sólo preguntándoles, sino utilizando la tecnología actual y grabando las conversaciones.

Esto es exactamente como se hizo en el pasado. Los ancianos, con todo su conocimiento, se centraron en educar a las siguientes generaciones. No había necesidad de escuelas de medicina o títulos en nutrición. Las escuelas de medicina y los títulos de la nutrición estaban en las mentes de los ancianos que pasarían esa información a la siguiente generación. Todas las hierbas medicinales que se usaron para prevenir y curar no eran conocidas por la lectura del libro de texto más reciente y luego tomar una prueba de elección múltiple como la forma en que lo hice, sino por los ancianos en la comunidad. Las técnicas para cultivar y encontrar alimentos abundantes en nutrientes fue enseñada por aquellos con experiencia. Los ancianos tenían su papel en la comunidad, no como en la sociedad de hoy, donde la mayoría de los ancianos están en asilos. Eran los más respetados y buscados por su conocimiento.

Comencemos nuestro viaje para encontrar alimento abundante en nutrientes al traer ese aspecto muy importante a la vida. Dejemos que nuestros antepasados nos enseñen, que es su papel principal. Es posible que no saben cómo utilizar el iPhone actual, pero la mayoría sabe lo que es realmente importante. Al igual que la forma de plantar una huerta, las hierbas que se utilizan para diferentes dolencias, los conceptos de frugalidad, y cómo vivir una vida simple pero satisfactoria. La mayoría entiende cómo vivir una vida más saludable porque la vivieron no hace muchos años.

Este es el primer paso, y muchas veces uno de los pasos más satisfactorios. Conocer a sus abuelos, o si tiene la suerte de sus bisabuelos, no sólo le educa, pero aprender sobre su historia familiar es una de las cosas más interesantes que aprenderá en su vida personal.

Correr afuera con la pala y plantar una huerta es el segundo paso. Pero primero, conozca sus propias raíces, y como nutrirlas. Luego, siembra las semillas que eventualmente dejarán nuevas raíces, y a su vez le traerán la nutrición adecuada y en equilibrio que su cuerpo necesita.

Plantar una huerta es el mejor método absoluto de dar a usted y a su familia la nutrición adecuada en equilibrio. Hay muchas maneras de hacerla, sin embargo si nunca ha cultivado una huerta antes en su vida, recomiendo el método de huerta del metro cuadrado de Mel Bartholomew. ¡Una vez que empiece a ver los resultados y a sentir el gusto increíble de las verduras que hizo brotar usted mismo, no hay vuelta atrás!

De todos mis estudios sobre cómo cultivar mejor, me encontré con un sistema de diseño que ha revolucionado completamente la forma en que cultivamos. Este método no es nada nuevo, pero lo que ha hecho es traer muchos métodos en uno, haciendo un sistema que es completo. Un sistema que no sólo le da alimento abundante en nutrientes sino que también construye suelo en el proceso. Este sistema se llama permacultura.

Permacultura - cultivar alimentos y construir el suelo al mismo tiempo

Permacultura fue denominado por sus fundadores, Bill Mollison y David Holmgren. Es la combinación de las palabras "permanente" y "agricultura", sin embargo la permacultura ha evolucionado a un sistema donde construye culturas regenerativas. La palabra "cultura" proviene de la cultura latina, y de la cultura francesa, ambas significan "cuidado, arar, lugar cultivado y honor".

Todos tenemos nuestra cultura. Tengo dos. Mi papá nació en los Estados Unidos y se crió en la cultura norteamericana, mientras que mi madre, nacida en Argentina, se crió con la cultura argentina. Por suerte me dieron los dos combinados. No importa dónde nacemos o en qué cultura vivimos, cada una de nuestras culturas comienza con el cuidado de la tierra. Esa es la primera ética de la permacultura. El cuidado de la tierra es lo que produce la vida. Hay un ciclo de vida donde todo comienza y termina en el tierra del planeta. Si queremos estar sanos debemos tener un suelo sano. Permacultura enseña muchos métodos de cómo construir el suelo y cultivar alimentos abundantes en nutrientes al mismo tiempo.

A medida que cuidamos la tierra y construimos el suelo, las otras dos éticas de la permacultura vienen naturalmente. Estos son el cuidado de las personas y el retorno del excedente, que es el retorno de la energía extra de nuevo a los sistemas que cuidan a la tierra y al pueblo.

Para resumir, la permacultura tiene tres éticas:

- el cuidado de la tierra

- el cuidado de las personas

- el retorno del excedente

Estas tres éticas se construyen unas sobre otras. Todo lo que se hace en la permacultura cuida de la tierra y las personas, y construye sistemas que son sostenibles y regenerativos. Esto se hace mediante el uso de sistemas de diseño que involucran a las seis zonas de crecimiento, que construyen el uso eficiente de la energía y las siete capas de crecimiento que se encuentran en la naturaleza - algo que voy a hacer expandir en un momento. Usando estas zonas y capas construimos sistemas donde un componente de la huerta tendrá muchos trabajos, también conocido como "funciones de apilamiento", que es un término común usado en la permacultura. Tome la gallina por ejemplo. Una gallina no sólo nos da un alimento altamente nutritivo sino que también rasca la tierra, come la hierba y deja los excrementos, preparando el terreno para la siguiente ronda de plantas.

En permacultura, cuando planea cómo va a diseñar su sistema de alimentos usa zonas para ser tan eficiente con el uso de la energía como sea posible. Esto va desde la cantidad de energía que usted ejerce hasta la cantidad de energía que su casa consumirá. Las seis zonas incluyen:

Zona 0 - Esta es su casa. Aquí los principios de permacultura se utilizan para reducir las necesidades de energía y agua. Esto se hace mediante el uso de todos los recursos naturales disponibles para nosotros, como la luz del sol y la lluvia. Lo hacemos para crear un ambiente armonioso y sostenible en el que vivir, trabajar y relajarse.

Zona 1 - Esta es la zona más cercana a su casa. Aquí es donde se planta lo que necesita la mayor atención como todos los vegetales para ensalada y otros anuales (verduras que mueren en la primera helada), hierbas medicanales, frutas frescas como frutillas (fresas) o frambuesas. Aquí también se puede colocar un pequeño invernadero utilizado como un área para iniciar semillas y hacer compost usando gusanos californianos para residuos de cocina.

Zona 2 - Esta zona se utiliza para plantas perennes (plantas que sobreviven a las heladas) que requieren mantenimiento menos frecuente. Por ejemplo, el desyuyo ocasional usando métodos naturales como pajote y poda. Esta zona puede incluir arbustos y arboles que da fruta. Aquí también se ven colmenas y contenedores de compost de mayor escala.

Zona 3 - Esta es la zona donde cultiva sus principales cultivos. Este es el principal de los cultivos de calorías como nueces y carnes, esto también incluye cultivos de semillas como el arroz. Aquí es donde usted también comienza a sembrar y criar para fines comerciales. Después del establecimiento, el cuidado y mantenimiento requerido es bajo.

Zona 4 - Es semi-salvaje. Esta zona se utiliza principalmente para el forraje y la recolección de alimentos silvestres. Esta área es donde usted también puede cultivar árboles para el material de construcción.

Zona 5 - Esta es tierra virgen. No hay intervención humana en esta área aparte de la observación de los ecosistemas naturales y sus ciclos. La zona 5 es donde continuamente aprendemos la importante lección de permacultura de trabajar con la naturaleza, no contra ella.

Con las seis zonas en su lugar, el plan se reúne utilizando las siete capas del dosel arbóreo.

La primera capa es el caponea o capa de arboles grandes, que en realidad sólo se utiliza en diseños más grandes. Aquí vemos árboles altos, árboles grandes de nueces, árboles usada en la construcción, y árboles frutales grandes.

La segunda capa se llama la Capa de Sub-caponea o la Capa de Arbusto Grande. Esta es la capa inicial cuando se tiene espacio limitado. Estas plantas a menudo constituyen la capa de dosel actuante. La mayoría de los frutales se encuentran en esta capa.

La tercera capa es la capa de arbusto. Aquí es donde encontramos la mayoría de los arbustos frutales. Esta capa también incluye muchas plantas de nueces, plantas con flores, plantas medicinales y otras plantas beneficiosas.

La cuarta capa se llama la capa herbácea. Esta es la capa donde las plantas mueren y vuelven de nuevo al suelo cada invierno, si los inviernos son lo suficientemente fríos. Las plantas no producen tallos leñosos como lo hace la capa de arbustos. En esta capa encontramos muchas de las hierbas culinarias y medicinales.

La quinta capa es la capa de tierra. Aquí vemos una cierta superposición con la capa herbácea. La diferencia es que en esta capa las plantas son más tolerantes a la sombra, crecen mucho más cerca del suelo, crecen densamente para llenar manchas desnudas de suelo, y a menudo pueden tolerar cierto tráfico de pie.

La sexta capa es la capa subterránea. Aquí encontramos todos los cultivos de raíces. Hay una enorme variedad de raíces comestibles que la mayoría de la gente nunca ha oído hablar.

La última capa se denomina capa vertical. En esta capa se encuentran todas las plantas trepadoras que suben en las primeras seis capas. Aquí es donde podemos agregar más productividad a un espacio pequeño.

Utilizando las seis zonas y las siete capas que se encuentran en la naturaleza, se inicia el comienzo de un hermoso espacio donde se puede cultivar una abundancia de alimento abundante en nutrientes. La permacultura no sólo se encuentra en áreas con mucho terreno. Al entender las zonas y capas, y usar otros principios de permacultura, puede incluso sembrar muchos vegetales de su propia comida en su balcón. No deje que el espacio sea su muleta. Hay muchas maneras de cultivar alimentos incluso en áreas pequeñas.

¿Dónde encuentro alimentos abundantes en nutrientes?

En un estilo de vida de salud integral en primer lugar encontrará que algunos de los alimentos abundantes en nutrientes que su cuerpo requiere estará en su propio patio trasero. Es importante cultivar parte de nuestra comida. Puede ser 1 por ciento de lo que consumimos, pero el proceso de plantar una semilla y comer los alimentos que provienen de esa planta es muy importante por varias razones. En primer lugar, nos convertimos en parte del gran ciclo de la vida. Llegamos a ver el germinar de una semilla, llegamos a nutrirla a través de su vida y disfrutar de la comida que viene de ella, y luego hacer compost con la planta para ayudar a la próxima planta a ser tan saludable como sea posible. En segundo lugar, la comida que estamos consumiendo es la más fresca posible. Cuanto más fresco sea el alimento que consumimos, más nutritivo será. No hay nada más fresco que caminar afuera, cosechar y caminar de regreso para comer. En tercer lugar, sabemos exactamente todos los pasos del cultivo que se llevaron a cabo en el alimento que estamos consumiendo. Sabemos que la semilla es una buena semilla y no usaron productos químicos artificiales, por lo tanto podemos estar seguros de que estamos comiendo un alimento altamente nutritivo. Cuarto, el trabajo de la tierra y el cultivo de plantas nos cura psicológicamente. Y quinto, trabajar en suelo fértil nos cura fisiológicamente. Se ha encontrado que el suelo fértil contiene una bacteria llamada mycobacterium vacaue, que desencadena la secreción de serotonina, una hormona que eleva el estado de ánimo y ayuda a disminuir las hormonas del estrés cortisol y las catecolaminas.

El segundo lugar donde se encuentran los alimentos abundantes en nutrientes es en las granjas locales. Necesitamos conocer a nuestros agricultores. La mayoría de nosotros no vamos a sembrar y criar el 100 por ciento de nuestra comida. Muchos de nosotros simplemente no tenemos el espacio para hacerlo. Sin embargo, eso no es una excusa. He entrevistado a gente en mi podcast[2] viviendo en ciudades que han sembrado la mayoría de su comida. La comida que no sembramos ni no criamos debe provenir de una fuente que conozcamos. Cuanto más personal sea la relación, mejor. ¡No es solo compra orgánica ya! Necesitamos saber de dónde viene nuestra comida. Esto significa que usted realmente visita la granja, que es un paso importante. Si el agricultor le permite visitar sus instalaciones, usted estará seguro de que está haciendo muchas cosas bien. Comprar lo local y de temporada como sea posible es otro paso importante. La mayoría de los alimentos que no se cultivan en su propio patio trasero ahora se puede encontrar en otros lugares. Es cada vez más fácil encontrar alimentos cultivados localmente en forma adecuada. Muchas veces una simple búsqueda en Internet le mostrará granjas en su área que proporcionan alimentos de origen natural. También hay grandes sitios web que están ayudando al consumidor a encontrar al agricultor como http://www.eatwild.com.

El tercer lugar para encontrar alimentos nutritivos, y sólo cuando no podemos cultivarlos nosotros mismos o conseguirlos de una fuente local, es el supermercado. Si vamos a comprar en un supermercado la palabra "orgánico" todavía juega un papel importante. No compre el producto más barato. Es aterrador cómo la mayoría de la gente investigará los mejores televisores del mercado y estará dispuesto a pagar más por una marca de fábrica, pero cuando viene a la comida que consumimos - una de las decisiones más importantes que hacemos varias veces al día - nos conformamos con el producto más barato. Al igual que estudiamos la mejor televisión, debemos hacer lo mismo con la comida que compramos en el supermercado.

No compre el producto más barato. ¡Estudie las diferentes marcas y asegúrese de que está comprando un producto que no le hará daño!

Cuando compramos en un supermercado queremos evitar los pasillos centrales, que están llenos de todos los alimentos procesados. Los alimentos que compramos en un supermercado suelen venir de granjas que están a miles de kilómetros de distancia, si no de un país completamente diferente. La frescura se pierde y gran parte de la nutrición que nuestros cuerpos requieren no está presente.

Muchos dicen que los alimentos orgánicos son caros. Si todo lo que estamos haciendo es comprar en un supermercado, sí, será más caro. Esa es otra razón por la cual es tan importante depender de nuestra propia comida como sea posible - es sólo más barato de esa manera. Pero si no es posible, la dura verdad es que realmente no podemos permitirnos no consumir estos alimentos porque nuestra salud depende de ello.

Nuestra salud depende de una dieta de alimentos enteros. Simplemente se reduce a una cosa: la madre naturaleza lo sabe mejor. Somos una especie animal genéticamente adaptada a una cierta dieta. Sin embargo, sólo en los últimos 150 años, nos hemos alejado de los alimentos tradicionales. Cada vez es más claro que los problemas crónicos de salud y obesidad en todo el mundo son el resultado de esta nueva dieta moderna disfuncional.

También parece bastante claro ahora que cuanto más nos mantenemos a una dieta fresca y natural, mejor. Es simplemente lo que nuestros cuerpos esperan, y necesitan, para ser saludable, vital y fuerte. Sin embargo carecemos de ácidos grasos esenciales como el omega-3 y de granos saludables e inalterados. El trigo moderno el que al ser convertido en harina blanca industrial está lo más lejos de ser sano como se puede imaginar. No es de extrañar que nuestros cuerpos estén protestando.

Necesitamos eliminar los cambios profundos en el trigo moderno, en apoyo de la harina tradicional molida a la piedra, molida fresca, con todo el alimento de la semilla viva intacta - una especie que nuestros cuerpos reconocerán. Tenemos que eliminar los fertilizantes químicos, herbicidas, fungicidas y pesticidas de la agricultura industrial moderna en apoyo de la agricultura orgánica y semillas limpias.

Nuestro sistema de alimentos moderno ha hecho que ser saludable es mucho más difícil de lo que necesita ser. Nuestros antepasados no sabían cuánto de cada nutriente necesitaban sus cuerpos. Ni siquiera sabían qué era un suplemento. No sabían cuándo comer ciertos alimentos. Nuestros antepasados cultivaban y criaban parte de su comida, y algunos de ellos toda su comida. La comida que ellos no cultivaban la obtenían localmente de otros agricultores. Comían en temporada y conservaban la comida de maneras que preservaban la nutrición o incluso mejoraban el contenido nutricional, como la fermentación. ¿De dónde sacaron todo este conocimiento de cómo cultivar su propia comida, preparar comidas nutritivas usando alimentos en temporada, y preservar la comida? ¡Los ancianos valorados de estas comunidades!

Tomemos el primer paso para recuperar nuestra salud natural aprovechando todo el gran conocimiento de nuestros padres, abuelos, y si tiene mucha suerte de tus bisabuelos. Si hace esto, estará un paso más cerca de vivir el estilo de vida de la verdadera salud. Usted estará un paso más cerca de vivir el estilo de vida de salud integral!

(1) http://jn.nutrition.org/content/ 139/11/2049.full.pdf+html

(2) http://pastosverdesfarm.libsyn.com/health-permaculture-and-sustainability-all-with-mike-haydon-103

5
Cuidado quiropráctico
El pilar olvidado

Tengo mucha historia en el estado de Utah. En 1850, mis ancestros dejaron el norte de Utah y establecieron un rancho en el área sur de Utah ahora conocido como Pinto. Durante muchos años, el rancho era conocido como el Old Page Ranch. El Old Page Ranch tiene una casa que todavía existe y ahora es un monumento histórico.

La casa tardó dos años en construirse. El día de Navidad de 1900, mi tatarabuelo, Daniel Richie Page, trasladó a su familia a la casa. Mi bisabuelo, John Geary Page, pasó su juventud en la casa de Old Page Ranch. A principios de 1900, la casa estaba en una de las carreteras principales que llevan más al oeste y sirvió como hotel. Cuando fue construido, Daniel Richie Page envió a uno de sus hijos a Chicago en tren con ganado para vender. Con el dinero de la venta del ganado, compró muebles, alfombras y papeles pintados para la casa. Esta casa es muy hermosa!

Cuando yo era joven, nuestra familia tenía una reunión en el antiguo rancho. Llegué a conocer la casa y sus alrededores pero no pude entrar. Recuerdo el lago en el patio y la hermosa casa de ladrillos rojos de dos pisos. Es uno de los lugares más bellos que recuerdo de mi juventud. Recientemente, ahora casado y con dos hijos, pude regresar a la casa de Old Page Ranch con mi esposa y mi hija, Verena. Nunca imaginé lo que pasaría después.

Cuando llegamos a la casa, había unas quince personas en la parte de atrás con sus camionetas. Eso me entristeció porque habíamos ido allí para alejarnos de todo y disfrutar de nuestra bebida favorita, yerba mate. Sin embargo, no iba a perder la oportunidad de mostrar a mi esposa e hija la casa antigua. Salí de nuestro camioneta y le mostré a mi hija un mural que le dio un poco de historia de la casa. Señalé los nombres de mis antepasados mientras mi esposa tomaba fotos.

Mientras estaba leyendo a mi hija, una mujer vino a su auto que estaba enfrente de la casa para sacar algo del baúl. Me presenté y dije que era un descendiente de Daniel Richie Page. Ella me sonrió y dijo: "¡Yo también!" Me explicó que su grupo estaba limpiando e invernando la casa y dijo que tuvimos la suerte de visitar ese día porque estaban colocando madera por las ventanas y las puertas, y nadie iba a poder entrar en el interior. Nos llevó atrás donde estaban y nos presentó a todos. Y después pasó lo mejor, nos dio un tour de la casa de Old Page Ranch. Era increíble poder ver la belleza del interior de la casa por primera vez. Reflexioné sobre mis antepasados, me inspiró hablar con mi abuelo acerca de su padre, John Geary Page.

Me desperté a la mañana siguiente y visité la casa de mi abuelo. Hablamos de que mi bisabuelo era un trabajador y cómo pudo construir casas como los mejores constructores. Describió cómo John crió ganado y cultivó sandías en el rancho. Sin embargo, lo que realmente me interesó fue la historia de cómo mi bisabuelo llegó a ser un doctor de quiropraxia.

Mi bisabuelo asistió a Palmer College of Chiropractic en la década de 1920, cuando la profesión era nueva. Yo estaba muy interesado en esta parte de su historia porque asistí a la misma facultad. Hice muchas preguntas y mi abuelo respondió lo mejor que pudo. Quería saber por qué mi bisabuelo quiso ser doctor de quiropraxia. Me dijo que su padre siempre había querido ayudar a otros. Pensaba que la medicina era la mejor manera de ayudar a la gente, pero no le gustaba la dirección que la medicina moderna estaba tomando en ese momento. ¡Increíble! ¡Esto fue en la década de 1920!

Mi bisabuelo decidió que el mejor camino para él era ir a la facultad quiropráctica y convertirse en un doctor de quiropraxia. En 2007, cuatro generaciones más tarde, su bisnieto (yo) Asistió a la misma facultad por las mismas razones. Mi proceso de pensamiento reflejaba el de mi bisabuelo. Siempre he querido ayudar a la gente; Una vez pensé que el campo médico era la mejor manera de hacer esto. Sin embargo, al igual que mi bisabuelo, no aprobaba la dirección en que se dirigía la medicina moderna. Me convertí en un doctor en quiropraxia porque sabía que podía ayudar a las personas a encontrar el bienestar y la salud tratándolos en el paradigma quiropráctico. Desafortunadamente, con el paso de los años, muchos doctores de quiropraxia (que quieren ser aceptados por los médicos) han olvidado el verdadero potencial curativo de la quiropráctica.

La mayoría de mis conversaciones acerca de la quiropraxia se asemejan a una que tuve hace poco tiempo: Me senté con un grupo de personas en una clase mientras que la persona a cargo presentó a la nueva gente a los otros miembros del grupo. Cuando fue mi turno, el líder le dijo al grupo que yo era doctor de quiropaxia y dijo que si alguien tenía dolor de espalda, sabían a quién llamar. La gente del grupo comenzó a bromear, diciendo que sería bueno terminar la clase veinte minutos antes; Muchos de ellos habían cortado leña el día anterior y tenían dolor de espalda. No entendían la quiropraxia, al igual que la mayoría de la gente - pero esto no es su culpa. Es culpa de la profesión por no explicar lo que realmente es la atención quiropráctica.

Mi propósito en este capítulo es ayudarle a entender por qué la atención quiropráctica constituye uno de los cuatro pilares de la verdadera salud y bienestar. Después de terminar este capítulo mi esperanza es que usted entienda que la atención quiropráctica no es una forma libre de drogas para aliviar el dolor, sino una opción de estilo de vida que tiene sentido como medida preventiva, al igual que comer alimentos abundantes en nutrientes, mantenerse activo y hablar con usted mismo de una manera natural (hablaré de esto en un capítulo posterior).

B. J. Palmer, el hijo del fundador de la quiropraxia, lo dijo bien:

> *"En el futuro, la quiropraxia será*
> *valorada tanto por sus cualidades*

preventivas como por aliviar y
ajustar la causa de las dolencias."

Como un doctor de quiropraxia, trato a los pacientes restaurando el movimiento normal y la alineación en las articulaciones de la columna vertebral. Si esto hace que una enfermedad desaparezca no es importante. El movimiento espinal normal es necesario para la función adecuada del cerebro y el sistema nervioso. Esto tiene un efecto positivo en el cuerpo humano en su totalidad.

Nuestra médula espinal es el órgano más descuidado - sólo pregunte a alguien que ha sufrido de dolor agudo de espalda baja. ¡No puede hacer nada! No sólo es completamente debilitante, es también la razón número uno de por qué las personas pierden tiempo de trabajo. Una vez leí una declaración que fue algo como esto: ¿Alguna vez has oído hablar de un trasplante de columna vertebral? Yo, no. Sólo tienes uno, así que cuídala.

Nuestro sistema nervioso principalmente hace cuatro cosas. Controla cada movimiento que hacemos. Está involucrado en todo lo que presentimos o sentimos. Los nervios también controlan y regulan cada función corporal, desde la digestión hasta la circulación, la respiración y la reproducción. El sistema nervioso también nos permite relacionarnos con el mundo exterior.

A medida que comenzamos a comprender la importancia de nuestra columna vertebral y el sistema nervioso, comenzamos a apreciarlo más y más, y lo más importante encontrar el deseo de cuidar de ella.

La atención quiropráctica es utilizada solamente por cerca de 10 por ciento de la población de los Estados Unidos. La mayoría de la gente no tiene idea de lo que hago como un doctor de quiropraxia. En este capítulo, no sólo aprenderá acerca de uno de los pilares de la verdadera salud y bienestar, sino que aprenderá de terminología nueva que espero que empiece a utilizarlo cuando hable de salud y bienestar con sus familiares y amigos.

El primer término que quiero explicar es la lesión que trato como un doctor de quiropraxia: la subluxación. La subluxación, en términos médicos, es sólo una dislocación parcial, pero en la quiropraxia implica mucho más. Físicamente es un ligero desalineamiento de la vértebra uno a otro o la primera vértebra del cuello con la base del cráneo o la última vértebra en la espalda baja con el sacro. Esto puede ser un desajuste que sea dinámico (con movimiento) o estático (sin movimiento).

¿Qué causa esta desalineación en la columna vertebral? O, en otras palabras, ¿por qué debería involucrar la atención quiropráctica en mi estilo de vida de la salud integral? Tres razones: toxinas, pensamientos y traumas. El fundador de la quiropráctica, D.D. Palmer, los llamó los Tres T por qué en Ingles son toxins, thoughts and traumas. Hoy en día, la ciencia, junto con los estudios de Hans Selye sobre el estrés y muchos otros problemas de bienestar, respaldan mucho de lo que D.D. Palmer dijo hace más de cien años.

Estoy seguro de que todos y cada uno de nosotros tenemos una de estas tres T en nuestra vida en este momento, y muchos de nosotros los hemos tenido durante años.

La Primera T - Toxinas.

Las toxinas son estresantes ambientales. Están todas a nuestro alrededor, y nos enfrentamos cada vez más a ellas cada día. ¡Las personas que viven en ciudades están expuestas a más de 70.000 toxinas al día! Cuando pensamos en las toxinas pensamos en algo físico entrando en nuestro cuerpo. Hay muchos tipos diferentes de toxinas. Ahora, más gente en el mundo vive en ciudades. La ciudad es un lugar muy poco natural para vivir. Nosotros como seres humanos nunca fuimos destinados a vivir uno encima del otro en edificios de gran altura. En las ciudades no sólo encontramos toxinas físicas, sino toxicidad en la estimulación del ruido y en la estimulación visual. La sociedad moderna vive prácticamente frente a una pantalla, ya sea un smartphone, tablet, computadora o televisión. Esto se puede reducir drásticamente con los cambios en el estilo de vida, como tener una cierta hora del día cuando todos los aparatos electrónicos están apagados y tomar tiempo para salir regularmente de la ciudad y disfrutar de la naturaleza, realmente volver a nuestras raíces.

En uno de mis episodios del podcast[1] entrevisté a Elijah Szasz. Durante veintiún días vivió con una máquina que leía todos los tipos de radiación que recibía de las ondas de los teléfonos celulares, las ondas de Internet y otras ondas que lo rodeaban. Es increíble la cantidad de estas ondas que recibimos diariamente.

No sólo estamos más estimulados en la ciudad, sino que también somos bombardeados con toxinas físicas como la contaminación de vehículos, contaminación industrial, humo de cigarrillos y contaminantes que encontramos en casas y edificios. He leído que más de 10.000 productos químicos se utilizan en la construcción y el mantenimiento de nuevas viviendas. Sin embargo, probablemente las dos peores toxinas de nuestra sociedad moderna son la medicación prescrita y nuestro sistema alimentario moderno.

Las compañías farmacéuticas ganan miles de millones de dólares por mantener a la gente enferma. Su trabajo no es curar a la gente - eso acabaría su trabajo. Su trabajo es mantenerlo con un medicamento durante el mayor tiempo posible. Nuestros cuerpos nunca son deficientes en la medicación prescrita, eso puedo prometerle. Sin embargo, vemos cada vez más medicamentos que se utilizan como estilo de vida. ¡No lo toman para superar una crisis grave - lo toman por el resto de su vida! En los Estados Unidos el número de personas que toman un medicamento recetado ha alcanzado casi el 60 por ciento. En otras palabras, tres de cada cinco personas están tomando un medicamento recetado y probablemente lo tomará por el resto de sus vidas, a menos que realicen los cambios apropiados en su estilo de vida.

No sólo vemos un aumento enorme en la cantidad de medicamentos recetados que se están tomando en la cantidad debidamente diagnosticada, también vemos un enorme aumento en el abuso de medicamentos recetados.

Más de 15 millones de personas en los Estados Unidos abusan de los medicamentos recetados. Ese número es más alto que el abuso combinado de cocaína, alucinógenos, inhaladores y heroína. Los depresores, los opioides y los antidepresivos son responsables de más muertes por sobredosis que la cocaína, la heroína, la metanfetamina y las anfetaminas combinadas. Casi el 50 por ciento de los adolescentes cree que los medicamentos recetados son mucho más seguros que las drogas ilegales. Entre 60 y 70 por ciento dicen que los gabinetes de medicina casera son su fuente de drogas. Medicamentos farmacéuticos se encuentran incluso en el suministro de agua pública de muchos lugares debido a la cantidad de drogas que se descartan a través de drenajes. Incluso aquellos que no toman una droga farmacéutica están siendo afectados por esta toxina. Esta es probablemente una de las cosas más difíciles de entender. Hemos sido criados por generaciones pensando ahora que las píldoras son lo que nos curan. No podríamos estar más lejos de la verdad. Sí, una píldora puede disminuir un síntoma, pero nunca curará nada. Debemos entender que tenemos que trabajar muy duro para eliminar la cantidad de drogas que estamos incorporando en nuestro ecosistema de células.

Antes de continuar, debo explicar que la medicina moderna tiene su papel en la salud. Muchos leyendo pueden pensar que estoy completamente en contra de la medicina moderna. No, la medicina moderna tiene su papel en la salud y es un papel muy importante. Ha logrado lo que podemos llamar milagros, en la atención de crisis. Las vidas que la medicina moderna ha salvado en situaciones de emergencia es alucinante. Personalmente he experimentado los efectos de la medicina moderna en mi propia vida, y gracias a la medicina moderna mi hijo está conmigo hoy. Sin embargo, debemos entender el papel de la medicina moderna, porque si nos fijamos en la salud general de la gente, ha disminuido constantemente a lo largo de los años. Cada año vemos más enfermos, y al mismo tiempo vemos más médicos, más enfermeras, más hospitales, más cirugías y más medicamentos.

El papel de la medicina moderna es para emergencias y sólo debe ser utilizado para ellas. Las emergencias suelen ser breves momentos en la vida. Una píldora, si se va a tomar, debe tomarse en emergencias solamente, y sólo por un corto tiempo con un plan claro para detenerlo lo más pronto posible. Por otro lado, el trabajo de los profesionales de la salud integral es ayudar en el mantenimiento de nuestra salud y bienestar. Este es un proceso constante y continuo que dura toda la vida. Nuestro objetivo debe ser utilizar la medicina moderna lo menos posible y visitar a los profesionales de la salud integral a menudo para ayudar en el mantenimiento de un ecosistema saludable. Nunca debemos esperar hasta que nuestra salud esté en crisis. Las emergencias ocurren, y tenemos un maravilloso sistema que puede salvar vidas durante emergencias y crisis. Pero, si viven un estilo de vida de salud integral se puede evitar todo el dolor, sufrimiento y angustia que muchas emergencias evitables traen.

La otra gran toxicidad en nuestra vida cotidiana es nuestro sistema alimentario. Hablé ampliamente sobre esto en el capítulo sobre alimentos abundantes en nutrientes. Evitemos algunas de las peores toxinas que existen - pesticidas, herbicidas, fungicidas y fertilizantes químicos - comiendo alimentos cultivados adecuadamente. Los efectos de estas toxinas en nuestro ecosistema de células son cada vez más entendidos a medida que pasa el tiempo. Debemos evitar a toda costa los alimentos cultivados con estos productos químicos!

El Segundo T - Pensamientos (thoughts.)

En otras palabras, esta es la forma en que hablamos a nosotros mismos, la forma en que nos vemos en el espejo, la forma en que nos tratamos a nosotros mismos. La charla mala del uno mismo es pandemia. Vemos imágenes en todas las pantallas de las que no podemos alejarnos y anhelamos ser como estas imágenes tanto física como socialmente. La sociedad moderna trata de retratar ciertas creencias, ciertas miradas, y ciertas maneras de retratarse a sí mismo, tratando de adaptarnos a todos en una imagen específica o forma de vida. Una vez más, esto no podría estar más lejos de la verdad. Todos somos muy únicos en nuestras propias maneras especiales, y eso es lo que hace al mundo un lugar tan hermoso y un gran lugar para vivir. Esta es la principal razón por la que sigo trabajando personalmente con los pacientes. Me encanta cómo todo el mundo es completamente único. Cada persona vuelve a la salud y el bienestar en su manera única. Por supuesto, hay cuatro pilares por los que debemos preocuparnos a medida que construimos el estilo de vida para estar realmente bien, sin embargo, cada persona reacciona y alcanza este estilo de vida único a su manera.

Necesitamos volver a nuestro modo natural de vernos a nosotros mismos. Nacemos felices y de niños lo seguimos siendo y cuando aprendemos a comunicarnos, comunicamos la felicidad no sólo a nosotros mismos, sino a aquellos que nos rodean. Aquellos que tuvieron a los pequeños alguna vez a su alrededor pueden dar testimonio de esto. Los niños pequeños son naturalmente felices. Esto no significa que no tienen sus momentos de tristeza, sin embargo la capacidad de perdonar y olvidar es probablemente uno de los mejores ejemplos para nosotros que tenemos que implementar como adultos.

El tercer T - Traumas.

Se trata de dos tipos de traumas: macro traumas y micro traumas. La mayoría de las personas que van a un doctor de quiropraxia están allí debido a algún tipo de macro trauma, como un accidente automovilístico o una lesión deportiva. La mayoría de los macro traumas son raros, y muchas personas nunca van a experimentar un macro trauma en su vida. Los micro traumas son completamente diferentes. Ninguno de nosotros está exento de experimentar micro traumas. Los micro traumas de la vida son los movimientos repetitivos, también conocidos como lesiones por sobreuso, la mala postura crónica que vemos en las escuelas, lugares de trabajo y hogares, y los estilos de vida sedentarios crónicos que vemos más y más, ya a edades cada vez más jóvenes. Nos hemos convertido en una sociedad que vive nuestras vidas en la posición sentada. Aún peor que eso, tenemos nuestras cabezas inclinadas hacia adelante mirando a una pantalla de computadora, iPad o iPhone. Realmente no podemos poner nuestras espaldas en una peor posición. ¡Esto sucede día tras día y comienza a una edad más temprana cada año!

Estos traumas, que también podemos llamar accidentes y lesiones a nuestros tejidos desgarran los tejidos que mantienen la columna vertebral. Esto incluye músculos, tendones, ligamentos y cápsulas articulares. También podemos ver cambios en las superficies óseas de las articulaciones. Esto crea una debilidad, que permite a la columna vertebral deteriorarse, haciendo que se quede en una posición estresada. Esto cambia el funcionamiento del cuerpo y produce una disminución del movimiento en las articulaciones y los tejidos que los rodean. Como resultado, vemos tensión muscular. Nuestra fisiología también cambia, y todo esto sucede inconscientemente. Por ejemplo, vemos un aumento en la nocicepción y una disminución de la propiocepción.

Estas son dos palabras que deben ser de conocimiento común para todas las personas que viven un estilo de vida de la salud integral. La nocicepción proviene de la palabra latina nocere, que significa dañar o herir. Nociceptores se encuentran en todo el cuerpo, desde nuestra piel a los órganos. Los nociceptores son la respuesta del cuerpo a estímulos nocivos, es decir, estreses. Pueden ser químicos, mecánicos o térmicos. Cuando nuestras articulaciones están en la posición estresada durante largos períodos de tiempo, vemos un aumento en la estimulación general de la nocicepción debido al estrés mecánico de la articulación estresada. Todo esto sucede mientras no estamos sintiendo un solo síntoma físico.

Es increíble la cantidad de veces que he atendido a nuevos pacientes que han venido a la clínica sintiendo dolor en la espalda inferior por primera vez en sus vidas. Muchas veces por razones que nunca la causaron dolor intenso. Tomo radiografías de su columna vertebral y encuentro degeneración de las articulaciones de la columna vertebral. Las décadas de la articulación en posición estresada causaron la degeneración de la columna vertebral, mientras que el paciente ni siquiera sabía que estaba sucediendo.

Nocicpetion, la respuesta del cuerpo a los factores de estrés, desencadena las actividades de la respuesta al estrés. ¡Esto es lo que hace que la lesión que trato como un doctor de quiropraxia tan importante! Las articulaciones en la posición estresada no sólo causan un aumento en la degeneración de la articulación, sino que también activa la respuesta al estrés. ¿Quién no ha oído hablar de todos los efectos negativos de una respuesta crónica al estrés? La mayoría de la gente se van del consultorio del médico con instrucciones para disminuir el estrés como una forma primaria de mejorar la salud.

Para entender por qué la quiropráctica es uno de los cuatro pilares de la salud y el verdadero bienestar, debemos comprender los efectos negativos de la respuesta al estrés.

La respuesta al estrés - por qué la quiropraxia es uno de los cuatro pilares de la salud.

La lesión que trato, la subluxación, como estresante para el cuerpo, desencadena la respuesta al estrés que activa el sistema nervioso simpático. Una vez activado, comenzamos a ver muchos cambios en nuestra fisiología, la forma en que nuestro cuerpo está funcionando. Vemos un aumento en las hormonas del estrés que se han vuelto más conocidas últimamente. El sistema nervioso simpático envía señales directamente a las glándulas suprarrenales que se sitúan justo encima de los riñones donde se secretan las hormonas del estrés, que incluyen el cortisol, y las catecolaminas que consisten en epinefrina, norepinefrina, adrenalina y noradrenalina.

Las catecolaminas causan muchos cambios en el funcionamiento de nuestro cuerpo. En primer lugar, vamos a ver un aumento de la frecuencia cardíaca y la vasoconstricción de las arterias, que es simplemente el estrechamiento de las arterias. ¡Esto se hace para aumentar el flujo sanguíneo porque el cuerpo necesita las hormonas del estrés y la energía para hacer frente al estresor ahora! Un cambio que vamos a ver durante el estrés es un aumento de la presión arterial, esto es inteligente durante el momento estresante, que debe ser de corta duración.

Las catecolaminas también causan la liberación de ácidos grasos que luego se utilizan para producir más energía. También vemos cortisol empezar el catabolismo proteico de la proteína almacenada y trabajando en el hígado, causando la descomposición de las reservas de glucógeno también para hacer más energía que es tan necesario durante la respuesta al estrés. Catecolaminas y cortisol también disminuyen la cantidad de receptores de insulina que hay en la pared celular, lo que causará un aumento en la cantidad de azúcar en la sangre. Esto provoca un aumento en los niveles de insulina en la sangre. La insulina, cuando se encuentra crónicamente en la sangre, también desencadena la respuesta al estrés, aumenta la cantidad de calcio que se encuentra en la orina, disminuye la cantidad de factor de crecimiento similar a la insulina y disminuye los niveles de magnesio.

¿Por qué el cuerpo comienza a descomponer las proteínas para obtener energía? ¿Por qué descompone las reservas de glucógeno para aumentar la energía? ¿Por qué libera ácidos grasos para poder hacer más sustrato de energía? La respuesta al estrés, cuando se activa en circunstancias normales, necesita proporcionar mucha energía para sacarnos del camino del peligro o ayudarnos a pelear nuestra salida o sobrevivir a un período de escasez. Es por eso que la respuesta al estrés también se conoce como la "respuesta de lucha o huida".

¡No sólo convertimos las proteínas y los ácidos grasos en sustratos energéticos y derribamos nuestras reservas de glucógeno, sino que también comenzamos a anhelar las sustancias necesarias para producir la energía necesaria para soportar la respuesta al estrés, que son los azúcares y las grasas!

El cortisol también actúa sobre los niveles de colesterol. De forma similar a cómo reduce la cantidad de receptores de insulina que hay en la pared celular, también reduce la cantidad de receptores de insulina para la lipoproteína de baja densidad, que es el colesterol LDL. Esto significa que las células tomarán mucho menos colesterol, lo cual es inteligente. La posibilidad de sufrir daños durante la respuesta aguda al estrés es muy alta y el colesterol se utiliza en la cicatrización de cortes o lesiones. El colesterol también se utiliza en la construcción de las hormonas del estrés.

Mientras estamos en el tema, el colesterol también es muy importante en la salud de la membrana celular. La membrana celular protege a cada célula. Es la puerta donde todo debe registrarse primero antes de entrar. Sin una membrana celular sana, la célula no tiene ninguna posibilidad de supervivencia. También es lo que da a la célula su forma y lo que la ayuda a conectarse a otras células para formar tejido. Tenemos que dejar de culpar al colesterol por tantas enfermedades y llegar a la base de todo. ¡Todos sabemos en el fondo que los problemas reales son nuestras opciones de estilo de vida!

La respuesta al estrés también provoca un aumento en los factores de coagulación, como la plasmina en la sangre. Lo hace para estar listo para cualquier posible trauma que puede, y por lo general se producirá, durante una respuesta de estrés agudo.

Todos estos cambios ocurren mientras están estresados. Estos son los cambios que vemos en todo el cuerpo, pero ¿qué pasa con todos los cambios que vemos mentalmente? Hay tantos cambios mentalmente como físicamente cuando estamos estresados.

La respuesta al estrés funciona en varias partes del cerebro para ayudarnos a sobrevivir a un ambiente estresante. La respuesta al estrés no es sólo para ayudarnos a sobrevivir, sino que también se utiliza para recordar a nosotros mismos que nunca nos pongamos en ese ambiente estresante otra vez.

Todo esto sucede en varios lugares del cerebro como la amígdala, que trata del procesamiento de la memoria, la toma de decisiones y las reacciones emocionales. Cuando estamos estresados, nuestros recuerdos emocionales o ansiosos dominan. Esto es para que no nos volvamos a poner en ese mismo ambiente.

Las catecolaminas también funcionan en el hipocampo, donde vemos una supresión de la memoria a corto plazo. La memoria de corto plazo es responsable de la retención, procesamiento y uso temporal de la información, es un proceso importante para el razonamiento y la orientación de la toma de decisiones y el comportamiento. También suprime la capacidad de enfocar la atención y el aprendizaje de los hechos. Esto también es inteligente, porque cuando estamos en una situación de supervivencia no hay necesidad inmediata de enfocarnos y aprender algo nuevo.

Durante la respuesta al estrés también se observa la activación del locus coeruleus, que es el sitio principal del cerebro para la síntesis de la noradrenalina. La noradrenalina afecta nuestro ciclo sueño-vigilia, atención y memoria, control cognitivo, emociones, postura y equilibrio. Cuando la noradrenalina se produce y se libera, actúa en ciertas áreas del cerebro, que causan la supresión de nuestra memoria a corto plazo y el comportamiento racional y la activación de las áreas del cerebro que se ocupan de aprendizaje emocional y comportamiento instintivo.

No sólo eso, sino que la noradrenalina durante la respuesta al estrés hace que nuestros sistemas sensoriales se vuelvan aún más agudos en su percepción de los estímulos. Los sistemas sensoriales afectados incluyen la visión, el oído, el tacto, el gusto, el olfato, el equilibrio y el movimiento. En una persona con estrés crónico, el contacto más simple puede causar molestias. Michael Meaney, Ph.D. Lo expresó mejor cuando dijo,

> *"El estrés agudiza el sistema de detección del estimulo a costa de la concentración."*

Debido a la liberación creciente de noradrenalina una persona que está bajo mucho estrés se distrae fácilmente.

Todavía no hemos terminado. La noradrenalina liberada del locus coeruleus es inhibida por un producto químico llamado serotonina. La serotonina es conocida como uno de los principales neurotransmisores del estado de ánimo en nuestro cerebro. Cuando los niveles de serotonina son bajos, estamos más deprimidos, y cuando están altos, somos más felices. Bueno, cuando estamos estresados crónicamente la creación de serotonina no puede mantenerse al día con la creación de noradrenalina, y la fatiga provoca una caída en los niveles de serotonina, causando una caída en nuestro estado de ánimo.

El estrés crónico está involucrado en casi todas las enfermedades metabólicas modernas que vemos hoy en día, desde la diabetes hasta el cáncer. La reducción del estrés es una de las maneras más importantes de mejorar nuestra salud y bienestar, independientemente de si estamos libres de síntomas.

Toxinas, pensamientos y traumas son factores estresantes. Nuestros cuerpos reaccionan a estos estresores de manera inteligente, sin embargo en el estilo de vida de hoy encontramos estos diferentes tipos de estrés constantemente obligando a nuestros cuerpos a ser estresados crónicamente.

Usted podría estar diciendo que sí, entiendo cómo los micro traumas y macro traumas pueden causar este estrés a la articulación y activar la respuesta al estrés, pero

¿cómo los otros dos implican la lesión que trato, la subluxación? Todo vuelve a la respuesta al estrés y cómo nosotros como seres humanos trabajamos como seres holísticos. Necesitamos mirarnos a nosotros mismos como un ecosistema de células que trabajan armoniosamente juntas.

La salud no puede compartimentarse. Los pensamientos nos tensionan emocionalmente. Los estresores emocionales crónicos, cómo todos los estresores crónicos, conducen a la tensión muscular crónica. Esta tensión causa espasmos, cambios metabólicos y otros problemas. Esta tensión crónica provoca, o empeora, la articulación estresada de la columna vertebral. Las toxinas hacen lo mismo. Esto funciona en ambos sentidos. La articulación estresada provoca un aumento en la respuesta al estrés, causando tensión muscular, cambios y otros problemas que nos hacen más susceptibles a los estresores emocionales y tóxicos que encontramos en nuestra vida cotidiana. Las tres T trabajan simultáneamente entre sí y deben ser tratadas como una sola. Es por eso que no sólo podemos tratar a nuestros pacientes con ajustes quiroprácticos. Debemos involucrar coaching en lo que se consume, la cantidad de movimiento que se logra, y estar cerca para ayudarles hablarse y verse a sí mismos de una manera natural. El estrés crónico, sin importar su procedencia, activa continuamente nuestro sistema nervioso simpático, que causa todos los cambios fisiológicos de la respuesta al estrés en nuestro cuerpo.

Euestres - el otro lado del estrés

Mientras estamos en el tema, quiero hablar un poco sobre la importancia del estrés en nuestras vidas. Sí, usted escuchó eso bien, también necesitamos estrés en nuestras vidas. No sólo cualquier estrés, sino el estrés agudo. Los episodios de estrés de corta duración son fundamentales en nuestra salud y bienestar.

Euestres es un estrés beneficioso. El término fue acuñado por el endocrinólogo Hans Selye, y consiste en el prefijo griego eu que significa "bueno" y la palabra estrés, lo que en conjunto significa "buen estrés". Realmente, todo tiene que ver cómo percibimos el evento estresante. Es la respuesta positiva al estrés. Esta respuesta es saludable; Da una sensación de plenitud u otros sentimientos positivos.

Si piensa que todo el estrés es dañino y que debemos deshacernos de él completamente está dejando de lado una parte importante de nuestro desarrollo como seres humanos.

Cuando observamos la respuesta al estrés en situaciones agudas debemos entender que no es perjudicial en absoluto. La respuesta al estrés es siempre el camino más inteligente que nuestros cuerpos pueden tomar en ese momento. Nos está preparando para lo que suceda después. Nuestros antepasados por lo general tenían que huir de un depredador, luchar por salir de una situación peligrosa, o soportar varios días sin comida. Hoy en día esa situación estresante podría ser usted en la línea de foul en un partido, perdiendo por un punto, sin tiempo restante en el reloj, y con dos tiros de foul para ganar el juego del campeonato. O tal vez usted está delante de una multitud de gente a punto de dar su primera o quincuagésima presentación. Incluso podría estar esperando en mi sala de espera, a punto de ser tratado con cuidado quiropráctico por primera vez.

¿Qué sucede con su fisiología o sea el funcionamiento de su cuerpo cuando pasa por una de las situaciones anteriores? En primer lugar, su ritmo cardíaco va a subir. También puede empezar a transpirar. La mayoría de la gente pensará que esto es malo, que estamos ansiosos o no estamos enfrentando bien las situaciones, cuando realmente, todo esto es bueno y normal. En realidad, es porque está haciendo bien frente a la situación.

Debemos cambiar nuestra perspectiva de estos cambios en nuestra fisiología. No piense que está haciendo mal las cosas si se siente ansioso, preocupado o estresado. Literalmente, este es su cuerpo obrando con inteligencia. Necesitamos ver nuestra respuesta al estrés como útil en este tipo de situaciones. La próxima vez que su corazón esté palpitando por el estrés, dígase a sí mismo: "Este es mi cuerpo que me ayuda a enfrentar este desafío".

Cuando usted entiende el estrés de esta manera, su respuesta se vuelve más saludable. Ahora se sabe que cuando usted ve la respuesta como útil, su corazón todavía bombea muy rápido, pero sus vasos sanguíneos se mantienen relajados. Cuando uno ve la respuesta al estrés como útil cambia el funcionamiento de nuestros órganos a la misma de cuando tenemos momentos de alegría y coraje.

He hablado de las catecolaminas y el cortisol como hormonas del estrés, pero hay otras hormonas del estrés que no se mencionan con tanta frecuencia. Una es la oxitocina. Una de las funciones de la oxitocina es estimular los instintos sociales del cerebro. Lo motiva a hacer cosas que mejoren las relaciones.

¿Por qué el cuerpo aumentaría la cantidad de oxitocina durante un evento estresante?

Cuando usted está estresado, su cuerpo está tratando de motivarlo a buscar apoyo. Su respuesta al estrés le dice que le confíe a alguien cómo se siente, en lugar de encerrarse. Su respuesta al estrés también quiere asegurarse de que usted está notando cuando los demás en su vida están luchando para que pueda apoyarlos. Cuando la vida se vuelve difícil, su respuesta al estrés quiere que usted esté rodeado de personas que se preocupan por usted.

¡El cuerpo no podía ser más inteligente! Sabe exactamente lo que necesita para curarse y mantenerse saludable. Como una especie animal que prospera en las comunidades y no solo, usted hace lo que más necesita cuando se siente mal y estresado: secreta una hormona que le hace desear recibir apoyo o ayuda de otros. Le ayuda a abrir y mejorar sus relaciones.

La oxitocina también actúa sobre el cuerpo, ayudando a las células del corazón a regenerarse y sanar de cualquier daño inducido por el estrés. Esta hormona del estrés fortalece su corazón.

Cuando el cuerpo está estresado, sabe que necesita aumentar la presión arterial y bombear el sustrato de energía y las hormonas del estrés más rápido con el fin de llegar a donde se necesita lo más rápido posible. Para contrarrestar este cambio, que debe ser de corta duración, aumenta otra hormona para ayudar a curar el músculo que tuvo que trabajar tan duro para salvarnos de la situación estresante. También es un antiinflamatorio natural y ayuda a que los vasos sanguíneos permanezcan relajados durante el estrés.

Para estar sano y bien, debe activar la respuesta al estrés. Es importante entender que el estrés tiene que ser algo que es de corta duración. Aquellos momentos cortos en la vida como ese tiro de la línea de foul o esa presentación de 45 minutos delante de una muchedumbre o esperar su primer tratamiento quiropráctica en mi sala de espera puede ser un beneficio para usted y su cuerpo. Su cuerpo está más allá de lo inteligente, algo que ninguno de nosotros comprenderá jamás. El estrés es la decisión más inteligente que toma nuestro cuerpo en los ambientes en los que lo ponemos. En lo más profundo, nos dice que tenemos lo que se necesita para luchar contra este desafío. Nunca olvide esto. Crea en sí mismo, y crea en su ser natural.

Ahora, de nuevo a la importancia del cuidado quiropráctico en su estilo de vida de la salud integral. Hay dos tipos de movimiento en el sistema nervioso. El movimiento eferente es el movimiento de los impulsos nerviosos procedentes del interior del cerebro, moviéndose hacia afuera, mientras que el movimiento aferente es el movimiento de los impulsos nerviosos que llegan al interior del cerebro desde receptores externos. Así es como experimentamos todo lo que nos rodea. La cantidad de información que se envía al cerebro es extraordinariamente más de lo que realmente se va del cerebro. He leído números de hasta 3 trillones de bits de información que se envían al cerebro cada segundo, sin embargo sólo 50 bits de esa información realmente llega a la parte consciente del cerebro. En otras palabras, sólo 50 bits de información se envía.

El movimiento aferente es muy importante. Gran parte de la información que se envía al cerebro es a través de proprioceptores. Este es el otro término que debería ser de uso común cuando hablamos de verdadera salud y bienestar. La propriocepción viene de la palabra latina proprius, que significa "uno mismo" o "individual" y capio o capere, que significa "tomar" o "agarrar." La propriocepción es el sentido de la posición relativa de las partes vecinas del cuerpo y la fuerza de Esfuerzo que se emplea en el movimiento. Básicamente, los proprioceptores nos permiten saber dónde estamos en el espacio, con los ojos vendados o no.

Ahora pruebe esto. Levante uno de sus brazos. Por supuesto, sabe que su brazo se levanta porque puede verlo. Ahora, cierra los ojos y levanta el mismo brazo. Sabía que su brazo fue levantado debido a la propiocepción.

Cuando tenemos articulaciones estresadas, la cantidad de propriocepción que llega al cerebro se reduce. Esto es importante porque los propioceptores tienen un rol tan importante en el funcionamiento correcto del cerebelo.

El cerebelo fue conocido por muchos años como el lugar donde se consigue el movimiento fino. No hacemos movimientos agitados debido al cerebelo. Sin embargo, ahora se sabe que el cerebelo no sólo hace que nuestros movimientos sean nítidos y claros, sino que también agudiza nuestro equilibrio y la coordinación, la cognición, el aprendizaje, la emoción y la función de nuestros órganos, incluidos los órganos inmunes. Esto es sumamente importante - el efecto de las articulaciones estresadas tiene que ver con prácticamente todos los procesos fisiológicos del cuerpo.

Proprioceptors también ayudan en la supresión de la nocicepción llegando al cerebro. Recuerde que la nocicepción es la detección de estímulos y estresores nocivos por nuestro cerebro. Cuando nuestro cuerpo recibe la entrada nociceptiva, la respuesta del estrés se activa y vemos todos los efectos fisiológicos de eso. Y cuando es crónica, causa estragos en nuestro ecosistema de células, que eventualmente causará enfermedades. La mayoría de esto sucede sin que nosotros ni siquiera nos damos cuenta. Sucede todo inconscientemente. Estas enfermedades metabólicas como la diabetes, enfermedades del corazón, enfermedades autoinmunes y cánceres no ocurren durante la noche. Tienen muchos años de activación de la respuesta crónica al estrés, generalmente décadas.

Esta es la razón por qué la quiropráctica debe ser parte de nuestro estilo de vida de salud integral. A menos que experimentemos algún tipo de macro trauma, puede ser décadas antes de que realmente se sienta un síntoma físico como el dolor de una articulación estresada. Lo peor de todo, tendremos décadas de una respuesta al estrés activado causando estragos en la fisiología de nuestro cuerpo, o en otras palabras, la forma en que nuestro cuerpo está funcionando. La quiropráctica es mucho más que el alivio del dolor. El doctor de quiropraxia Christopher Kent lo dijo perfectamente cuando dijo:

> *"Aunque la estimulación de los mecanorreceptores articulares puede ejercer un efecto analgésico, el uso de la manipulación para el tratamiento episódico y sintomático del dolor no es la quiropraxia".*

Es por eso que mi bisabuelo fue a una pequeña ciudad de Iowa en la década de 1920 para convertirse en un doctor de quiropraxia. Cuatro generaciones más tarde, fui a la misma pequeña ciudad y me convertí en un doctor de quiropraxia - por las mismas razones.

(1) pastosverdesfarm.libsyn.com/21-day-challenge-with-elijah-szasz-062

6

Diálogo interno natural
Exactamente eso - natural

Para estar sanos y bien debemos entender los impactos de nuestros pensamientos, nuestro diálogo interno sobre nuestra salud.

La auto-charla negativa es un estresor. ¡Esa es la clave! Cuando hablamos a nosotros mismos de esa manera estamos intoxicando nuestro ecosistema de células. Tiene el mismo efecto en nuestra fisiología que cualquier toxina, como los productos químicos en nuestro alimento que se ingiere y a la inhalación de la contaminación de un vehículo. La auto-charla negativa es una toxina. Si lo vemos como realmente es - una toxina - podemos entender mejor la importancia de evitarlo a toda costa. Imagine cada pensamiento negativo como una persona en un traje de goma blanca con guantes amarillos y una máscara de gas, rociando los campos con un pesticida. ¿Te acercarías a ese campo? ¡No! Eso es exactamente cómo debemos tratar la auto-charla negativa; Debemos permanecer lo más lejos posible.

El diálogo interno antinatural como estresor activará el sistema nervioso simpático, que a su vez activa la respuesta al estrés causando un aumento en las hormonas del estrés, el cortisol y las catecolaminas. Estas activan ciertas partes del cerebro: la amígdala, que trata de la emoción; el hipocampo, que trata del aprendizaje y la concentración; y el hipotálamo, que trata del sueño y la actividad emocional. Con la activación de la respuesta al estrés la fisiología del cuerpo cambia. Cuando esta fisiología se vuelve crónica, comenzamos a ver muchos de los problemas de salud presentes en la sociedad moderna.

Lo que he visto una y otra vez en mi propia clínica al tomar una historia de un paciente es la frecuencia con la que pasan por la vida sin ningún trauma físico importante, pero cómo, después de un evento emocional importante, como el fallecimiento de un ser querido o el divorcio, de repente comienzan a experimentar algún tipo de síntoma físico, siendo el número uno el dolor. Por lo general, es dolor en la cabeza, dolor en el cuello y en la parte superior de la espalda. Ellos no entienden cómo hacer frente a la pérdida y se deprimen, causando dialogo interno negativo. Este estado mental eventualmente causa un síntoma físico. En otras palabras, funcionamos de una manera holística. Todo funciona en conjunto. No podemos separar lo físico de lo mental o lo espiritual. Usted puede tener dolor mental o dolor que es aún más profundo, el dolor espiritual y lo experimenta de una manera física.

Un componente importante del diálogo interno es que tenemos control total. Lo sé, muchas veces parece que no lo tenemos controlado, pero la verdad es que ejercemos el control total de lo que nos decimos a nosotros mismos. No tenemos control sobre lo que puede suceder a nuestro alrededor, pero la forma en que reaccionamos a nuestro medio ambiente está completamente bajo nuestro control. No creo que haya un mejor ejemplo de esto que Victor

Frankl. Su libro, *El Hombre en Busca de Sentido*, es un relato de su vida en un campo de concentración nazi y cómo sus experiencias solidificaron lo que había enseñado como psicólogo. Afirmó que

> *"Fuerzas fuera de tu control pueden quitarte todo lo que posees, excepto una cosa, tu libertad de elegir cómo responderás a la situación. No puedes controlar lo que te sucede en la vida, pero siempre puedes controlar lo que sentirás y harás con respecto a lo que te sucede."*

Puede haber momentos en los que sienta que no hay esperanza, que no hay forma de cambiar la manera en que habla consigo mismo o se ve en el espejo. Podemos llegar a un punto de sentirnos así debido a algo llamado neuroplasticidad. Nuestras neuronas funcionan como una corriente de agua. La corriente de agua siempre busca la ruta más fácil; Más agua pasa por la misma ruta más fácil es. Cuando usamos diálogo interno negativo estamos formando un camino neuronal; Cada vez que usamos ese camino se vuelve más y más sensibilizado. Se hace más fácil usar el camino del diálogo interno negativo porque se convierte en el camino de menor resistencia. Es por eso que una vez que estás en el camino parece más y más difícil de superar. Sin embargo, sucede lo contrario cuando pensamos constantemente en pensamientos positivos. Los caminos de pensamiento positivo también se sensibilizan y se hace más fácil y más fácil tener un diálogo interno positivo. De cualquier manera, es una jornada y uno requiere tiempo y esfuerzo.

Necesitamos mirar nuestra fuerza mental como nuestra fuerza física; no construimos músculo en un solo día. Es un proceso de trabajo y construcción constantes. Nuestra fuerza mental viene de la misma manera, así que debemos trabajar duro para construir nuestra fuerza mental. Este trabajo duro es muy satisfactorio. Lo que hace el estilo de vida de salud integral tan maravilloso es que una vez que somos fuertes física y mentalmente su mantenimiento es fácil y también muy satisfactorio. ¡Y sólo se hace más fácil y más fácil debido a la neuroplasticidad!

Cuanto más nos hablamos a nosotros mismos de una manera positiva o sea cuanto más nos hablamos a nosotros mismos de una manera natural más fácil se convierte. Hay muchos grandes ejemplos por ahí, pero a medida que atravieso la vida y veo a mis propios hijos y a los niños que me rodean, veo cada vez más cómo los niños viven un estilo de vida de salud integral y ni siquiera lo saben. De muchas maneras están siendo un gran ejemplo para nosotros los adultos. Todavía tienen el estilo de vida natural en ellos; Viven, o por lo menos tratan de vivir, como deberían todos los humanos. Somos nosotros, los adultos, quienes los sacamos del camino. Los niños todavía quieren saltar en el barro, todavía quieren jugar en la tierra, todavía se sientan y se mueven de una manera natural, y constantemente tienen una sonrisa en sus caras. Son increíblemente rápidos para perdonar y olvidar, y poseen un amor incondicional. Muchas personas usan la palabra "innata" cuando hablan de nuestras características naturales. He aprendido con el tiempo que "natural" es más fácil de entender. Actúan como los adultos deben actuar naturalmente.

El otro día, tuvimos una de nuestras sobrinas de tres años en casa para pasar la noche. Se sentó en una de las escaleras que conducen al segundo piso, y durante todo el tiempo se sentó recta, con la curva natural en su parte baja de la espalda y su barbilla metida adentro. Era increíble verla hacer esto y no sentirse incómoda en la postura natural. Esto no fue por un par de segundos, pero sí por un período de tiempo prolongado. Al igual que la forma en que perdemos nuestra forma natural de movimiento y la postura a través de los años, también parece que perdemos esa manera natural de hablar con nosotros mismos. Nos olvidamos de aquellos sistemas de creencias naturales con los que nacemos que nos permiten alcanzar nuestro potencial.

Me entristece cómo dejamos que la vida nos golpee una y otra vez, hasta que lentamente nos olvidamos de quiénes somos realmente. Somos seres con una increíble habilidad para auto-sanar y auto-regular. Tenemos un enorme potencial para crear y construir. Todos somos naturalmente buenos y buscamos ayudar a los demás. Estos no son rasgos que necesitan ser aprendidos - nacemos con ellos. Estoy cada vez más convencido de que todos y cada uno de nosotros, sin importar de dónde estemos o nuestra condición actual en la vida, todos tenemos la habilidad mental y física de hacer grandes cosas en la vida.

Mientras hablaba con mi suegra, el otro día, ella habló de un médico del cual había leído en un artículo que estaba pasando por un reto muy difícil en la vida. Todos tendremos nuestros desafíos en la vida, nuestras experiencias de aprendizaje. Pero la forma en que esta persona se convirtió en un médico realmente me impresionó. Este hombre, cuando era niño, provenía de una familia muy pobre de Paraguay que decidió que su propósito y significado en la vida era ayudar a las personas a sentirse mejor. No tenía el dinero para ir a una escuela de medicina, así que dejó Paraguay y fue a Argentina solo donde la educación era mucho más económica. Durante sus estudios, vivió en las condiciones más pobres imaginables. Pero perseveró hasta que recibió su título de médico. Como médico, centró sus esfuerzos en ayudar a los que vivían en las mismas condiciones en las que había vivido durante tantos años. Este muchacho, que se convirtió en un hombre, demostró y retuvo lo que todos tenemos naturalmente: la voluntad de ser bueno y hacer el bien, incluso en las condiciones más pobres. Todos tenemos esta misma habilidad natural para construir lo que queremos en la vida.

Hay muchas maneras de ayudarnos a volver a hablar con nosotros mismos de una manera natural. Una que he encontrado muy util es tener una rutina de la mañana. Es una gran forma de empezar.

La rutina de la mañana - un gran comienzo.

Cada día, comienzo mi mañana haciendo ciertas cosas. En primer lugar, levantarse y beber un vaso de agua. Hago esto para que mis jugos digestivos se muevan. Entonces tiendo mi cama. No lo hago porque me encanta tender camas. Tendí suficiente camas en el Marine Corps una rama del ejercito de los Estados Unidos, para toda la vida. Todavía recuerdo que el doblez de 45 grados que debía tener la manta tenía que estar perfecto cuando tendía la cama. Hago mi cama porque es una gran manera de comenzar mi día con un logro fácil. Puedo tener el peor día y estar colgando de un hilo, pero sé que logré algo: me levanté e hice la cama. También es agradable acostarse por la noche en una cama bien hecha después de un día difícil.

En segundo lugar, tomo un té llamado yerba mate. Mi esposa y yo disfrutamos de esta costumbre porque somos ambos de ascendencia argentina. Hablamos sobre el próximo día y lo que queremos lograr mientras tomamos mate juntos. La tercera cosa que hago, no en cualquier orden en particular, es tomar un par de minutos para orar, meditar y aclarar mi mente. Mi cuarto hábito es escribir en mi diario.

Comienzo mis días haciendo al menos tres de estas cuatro cosas. Si no hago uno de ellos por alguna extraña razón, no me pateo a mí mismo, simplemente sigo "rompiéndolo." Estas son las palabras exactas que escribo. Casi todas las mañanas escribo en mi diario, pongo el cronómetro en mi teléfono durante cinco minutos y escribo lo que tengo que hacer ese día, de lo que estoy agradecido y cómo voy a actuar ese día. Pero, antes de escribir todo eso, escribo: "¡HOY, LA VOY A ROMPER!!!"

La rutina de la mañana es muy importante, es el momento en que debemos reflexionar sobre cómo usaremos uno de los regalos más preciosos que tenemos: ¡el tiempo! Cada día empezamos de nuevo. No importa cómo pasó el día anterior; Tenemos un nuevo comienzo. La rutina de la mañana nos ayuda a construir la mentalidad que tenemos para tomar otro día con la actitud correcta. También nos ayuda a enfrentar nuestras actividades diarias. Todos tendremos diferentes rutinas de la mañana. El mío tiene estos cuatro componentes. Le recomiendo que use al menos dos, diario y meditación, cada mañana y luego añada lo que crea que hace una gran rutina de la mañana.

La rutina de la mañana también nos ayuda a recordar constantemente nuestro propósito o nuestro significado en la vida, el por qué estamos aquí. Gran parte de la conversación negativa comienza cuando nos olvidamos de nuestro propósito, o cuando empezamos a pensar que no hay sentido en ella. Todos tenemos nuestro propio significado especial. Con una rutina diaria y el recordatorio, también diario de quién usted es y cuáles son sus metas, cuál es su plan, usted puede permanecer centrado en los aspectos importantes de ella. Estos serán todos diferentes para cada uno de nosotros, sin embargo, puedo prometer que fijarse en su cuenta de Facebook o Instagram no lo es. También sé que convertirse en un rico no es su significado para la vida, ni es su propósito.

Cuando encuentre su verdadero significado, vendrá el resto. Cuanto más buscamos hacernos ricos, más nos lo perderemos. No debemos buscar la riqueza; Sólo si trabajamos hacia nuestro verdadero significado en esta vida se encontrará la verdadera riqueza. Con paciencia la riqueza sólo sucede en el tiempo a medida que encontramos nuestro significado en la vida y lo persigamos.

En su conjunto, la rutina de la mañana ayuda a prevenir un montón de estrés que de otra manera experimentaríamos. Es un gran comienzo para ayudarnos a organizar y preparar no sólo nuestros pensamientos sino también nuestras acciones para el día. A medida que organizamos nuestro tiempo, encontramos tiempo para las cosas más importantes de la vida. Me encanta la mirada de Ernest C. Wilson sobre el tiempo. Él dijo:

> *"Nos engañamos cuando decimos que no tenemos tiempo. Cada uno tiene la misma cantidad de tiempo - todo el tiempo que hay."*

No podemos lograr todo pero si podemos lograr lo importante, todo se reduce a cómo planificar y utilizar nuestro tiempo.

Ahora hemos aprendido que el estrés - no importa qué tipo de estrés, ya sea mental, físico o espiritual, provoca ciertos cambios en cómo funcionamos. Nuestros cuerpos reaccionan al estrés de la misma manera, así como cuando reflexionamos sobre acontecimientos estresantes pasados o nos preocupamos por eventos futuros que pueden ser estresantes. He encontrado una opción de estilo de vida que ayuda a prevenir muchas de las preocupaciones sobre eventos futuros que pueden ocurrir. Lo recomiendo como una de las muchas opciones que usted puede hacer mientras que usted comienza o continúa su jornada a través de la vida viviendo un estilo de vida de salud integral.

La supervivencia moderna y el estilo de vida de la salud integral.

¿Cómo puedo disminuir mi estrés general? ¡Esa es una muy buena pregunta!

Una de las mejores respuestas es simplemente simplificar su vida. Vivimos en un mundo que hace que todo sea demasiado complejo. He leído artículos de personas tres veces mayores que yo que han reconocido ciertos patrones en la vida. Han experimentado tiempos buenos y malos, altibajos, períodos de alegría y tristeza, y ciclos de abundancia y escasez. Cuando nuestras vidas se vuelven en direcciones imprevistas e indeseables, a menudo experimentamos estrés y ansiedad. Debemos afrontar el desafío y no permitir que las tensiones de la vida nos lleven lo mejor. ¡Debemos soportar las diferentes estaciones de la vida, manteniéndonos positivos - e incluso optimistas!

Henry David Thoreau fue un autor, poeta, filósofo, abolicionista, naturalista, fiscalista, crítico de desarrollo, topógrafo e historiador. Sin embargo, es mejor conocido por su libro *Walden*, que es una reflexión sobre la vida sencilla en el entorno natural, y su ensayo "Desobediencia Civil," un argumento para desobedecer estados injustos. En marzo de 1845, Thoreau se separó del mundo por un tiempo para simplificar su vida y averiguar de qué se trataba. En *Walden*, explica cómo se instaló en una propiedad de su buen amigo, Ralph Waldo Emerson, en un lugar llamado Walden Pond. Compró una choza pequeña y toscamente construida de un trabajador del ferrocarril y la derribó. Él construyó una cabaña modesta con estos materiales y madera del bosque. Él guardó expedientes financieros de sus esfuerzos y concluyó que gastó $28.12 para un hogar y la libertad. Plantó una huerta de guisantes, patatas, maíz, porotos (frijoles) y nabos para sostener su vida sencilla. También dos hectáreas y media de porotos (frijoles) con la intención de usar estos pequeños beneficios para cubrir sus necesidades - ganó $8.71. En su cabaña, Thoreau vivió bastante independiente del tiempo. No tenía reloj ni calendario. Pasó su tiempo escribiendo y estudiando las bellezas y maravillas de la naturaleza que lo rodeaban, incluyendo plantas, pájaros y animales locales. Sin embargo, no vivió la vida de un ermitaño. Visitó la ciudad de Concord la mayoría de los días e invitó a amigos a su cabaña para conversaciones. Cuando pasaron dos años, la dejó sin remordimientos. Consideraba su tiempo allí la cantidad adecuada para lograr su propósito: experimentar los beneficios de un estilo de vida simplificado. De sus experiencias en Walden Pond, Thoreau determinó que un hombre sólo necesita cuatro cosas: comida, ropa, refugio y combustible. No estoy diciendo que necesitamos simplificar nuestras vidas en esa medida, pero debemos simplificar nuestros estilos de vida.

Otra gran manera de disminuir su estrés general es prepararse para lo que la vida le lanza. Los principios de la supervivencia moderna pueden ayudar enormemente; Son una parte importante de un estilo de vida saludable. Usted puede o no puede estar bien preparado para los desafíos que la vida puede lanzarle. Sin embargo, su nivel de preparación no es importante - lo que importa es empezar y avanzar un paso a la vez.

Regresé a mis raíces. Digo esto porque todos nosotros, en un punto, éramos supervivientes modernos (o, al menos, nuestros antepasados eran). Un par de meses antes del comienzo de la crisis económica de 2008 en los Estados Unidos estando yo en mi segundo trimestre en Palmer College of Chiropractic entablé conversación con un compañero sobre la situación en el país.

Hablamos de política y cómo nada cambia nunca; No importa si un republicano o un demócrata está en el cargo. Hablamos sobre la preparación para un colapso del dólar (que ciertamente podría suceder). Tenía una interesante novela de James Wesley Rawles llamada *Patriots*. Este libro no era sólo una novela; Ofrecía muchos conocimientos prácticos. Me prestó su ejemplar, que leí en cuatro días. Este fue un ritmo bastante rápido, teniendo en cuenta que estaba tomando alrededor de cincuenta horas créditos de clases en ese momento.

En este punto, empecé a regresar a mis raíces; Comencé a pensar en la preparación otra vez. Mis padres me habían educado con una mentalidad de preparación; Simplemente no estaba poniéndola en práctica en ese momento. Crecí en una pequeña ciudad en el sur de Utah; Teníamos un enorme huerta, gallinas, cabras, cerdos y un caballo. La mayor parte de la comida que comía venía de nuestro huerta o de nuestros animales. Sin embargo, el estilo de vida de mi familia cambió cuando nos mudamos a Las Vegas, NV. Este es el lugar en el que menos me gustó vivir, un desierto poblado. En Las Vegas, mis padres trataron de cultivar un huerta. Sin embargo, fue bastante difícil; sus rendimientos eran muy pequeños.

Todavía recuerdo cuando la burbuja inmobiliaria finalmente explotó. Estaba en la facultad. De repente, tuve que acudir a los prestamistas por mis préstamos estudiantiles. Muchos estudiantes se asustaron y pensaron que no iban a poder obtener nuevos préstamos para el próximo trimestre. ¡Como se equivocaron! No solo continuamos obteniendo préstamos, pero el valor de nuestra matrícula aumentó cada trimestre. Es difícil creer cuánto esfuerzo y dinero me costó lograr me titulo.

Como una nota lateral, la gente que dice que una educación universitaria es la única manera para lograr una buena vida, no tienen idea. La deuda es como cáncer; Evitarla a toda costa.

Ahora, de nuevo a cómo todo comenzó. Después de leer el libro *Patriots*, empecé a leer artículos todos los días en survivalblog.com (mientras también estudiaba otras cosas). Aprendí sobre los kits de 72 horas e incluso empecé a armar mi propia. Todavía estoy en el proceso siete años después, y siempre actualizándolo. Mi esposa y yo comenzamos a almacenar comida y plantamos nuestra primera huerta. Aunque éramos estudiantes pobres, ahorramos un par de onzas de plata. A medida que mi filosofía de supervivencia se desarrollaba, descubrí la supervivencia moderna y sus principios que cambiaron la manera en que yo la habré pensado.

En su núcleo, la supervivencia moderna implica preparar y evitar (o al menos limitar) los momentos más estresantes de la vida. El estrés crónico reduce nuestra salud en general. Estos momentos estresantes pueden ser personales (como una pérdida de empleo) o generales (como una pandemia). Para lidiar con incidentes estresantes, tenemos que vivir "En el ahora" y evitar pensar en el pasado o el futuro. Es muy importante entender nuestras situaciones y nuestros círculos de influencia. Debemos entender lo que podemos hacer personalmente para mejorar nuestras situaciones y no preocuparnos de cosas que no podemos cambiar. Al despertar a nuestras situaciones sucede generalmente en cinco etapas: negación, enojo, negociación, depresión, y finalmente, aceptación.

Una vez que aceptamos nuestras situaciones, otra parte importante de la supervivencia moderna es utilizar nuestros recursos mentales, físicos, y financieros para mejorar nuestras vidas hoy. Debemos prepararnos para todas las posibles crisis considerando nuestras cinco necesidades humanas básicas: agua, alimentos, refugio, defensa e higiene/salud. Un aspecto atractivo de la supervivencia moderna es que si una crisis nunca se materializa, estamos mejor por habernos preparado.

Aprendí el término "supervivencia moderna" de un hombre llamado Jack Spirko, un superviviente moderno que vive en Texas. Como empresario, Jack Spirko comenzó "The Survival Podcast;" empecé a escuchar este programa en 2008 y lo recomiendo. Estoy agradecido por el trabajo de Jack en el mundo de la supervivencia moderna. También aprendí mucho de un hombre llamado Fernando Aguirre. Fernando, un argentino, vivió la crisis económica de 2001 en su país. Él escribe sobre sus experiencias durante la crisis y lo que aprendió después en www.ferfal.blogspot.com. Ha escrito dos libros, que también recomiendo. Fernando dejó Argentina, vivió en Irlanda del Norte durante un par de años, y ahora reside en España.

Un par de principios de Jack Spirko explican muy bien la supervivencia moderna. Los usaré como mi base para explicar el estilo de vida moderna de la supervivencia. Visite por favor su sitio web www.thesurvivalpodcast.com y lea sus principios de la supervivencia moderna en su totalidad. No soy un experto en la supervivencia moderna, pero, como mucha gente, aprendo más cada día.

Los supervivientes modernos emplean una variedad de principios. La más importante es, como dice Jack:

"Todo lo que hace debe mejorar su posición en la vida, incluso si nada mal pasa."

Los supervivientes modernos son realistas que saben que las cosas a veces salen mal, y es mejor estar preparado que esperar que otros resuelvan sus problemas. Este es el núcleo de su filosofía (y la mía, también). Los estilos de vida preparados y autosuficientes reducen nuestro estrés general. Mezcle todos sus preparativos en su estilo de vida, por lo que mejoran su situación de vida - incluso si el desastre nunca viene.

Hay muchas maneras de prepararse para situaciones estresantes.

En primer lugar, cultivar su propia comida. Tener una quinta es para todos, ya sea que tenga una huerta en su balcón o una granja de mil hectares. Una vez que come algo que ha cultivado, no hay vuelta atrás!

Las huertas pueden ayudarle a proveer para su familia en tiempos estresantes; también mejoran su salud física proporcionando los nutrientes necesarios. Y, si eso no fuera suficiente, también mejoran su salud emocional. Los científicos han demostrado que el trabajo en suelo fértil mejora fisiológicamente nuestra salud mental. Esto se logra por una bacteria llamada micobacterium vaccae, que se encuentra sólo en suelos fértiles. Eso desencadena serotonina, que eleva nuestros estados de ánimo, disminuye nuestra ansiedad y mejora nuestras funciones cognitiva.

Producir algo de su propia comida es una parte muy importante de la reducción del estrés. El almacenamiento de alimentos es una inversión excepcional. La comida es una de las cosas más importantes en una crisis. Por ejemplo, si usted perdió su trabajo, estaría encantado de saber que no tiene que preocuparse por los alimentos porque está almacenado en su despensa y esperando en su huerta. Usted podría centrarse únicamente en encontrar una nueva fuente de ingresos. Recomiendo iniciar su propio negocio si está buscando un nuevo trabajo.

En segundo lugar, la deuda es el cáncer financiero. Pagar su deuda lo antes posible y evitarla a toda costa. La deuda causa un enorme estrés. Debo saber - Fui a Palmer College of Chiropractic y acumulé demasiada deuda para obtener mi tan ansiado título que me dieron. En todos los sentidos posibles, la deuda cambia las formas en que tomamos decisiones económicas. Ha sido un peso en mis hombros y, en ciertos momentos en los últimos años, me ha puesto de rodillas en la desesperación.

En tercer lugar, la supervivencia moderna es importante para el estilo de vida de salud integral, ya que le ayuda a priorizar las cosas. Planificar y prepararse para los desastres en el siguiente orden:

1. Personal

2. Localizado

3. Regional

4. Estatal

5. Nacional

6. Global

Perder un trabajo, un miembro de la familia o experimentar un desastre localizado, son las amenazas más probables que enfrentarán. Planificar y prepararse para estos primero. Luego, continúe preparándose para otras preocupaciones.

Más importante aún, la supervivencia moderna nos ayuda a construir y diseñar nuestras vidas. Jack Spirko lo pone en perspectiva:

> *"Su filosofía personal es más importante para usted que la mía. Usted es el amo de su propia vida y si no está de acuerdo con mis puntos de vista, está bien - defina, entienda y ponga en práctica su propia. La cosa más grande que puede hacer es entender que usted está en control de su vida y lo que usted hace importa. Esos dos factores tienen el impacto más grande en la supervivencia individual a través de cada demográfico que usted puede imaginarse."*

¡Nuestras opciones de estilo de vida son tan importantes! La elección del estilo de vida supervivencia moderna crea y (lo que es más importante) mantiene nuestra salud y bienestar general. Por eso soy un superviviente moderno.

Podemos volver a nuestras raíces simplificando nuestras vidas, preparándonos para eventos que muy probable sucederán en el futuro, olvidando eventos pasados que sólo traen recuerdos estresantes, y también hablándonos a nosotros mismos de una manera natural. Si volvemos a nuestras raíces, a quienes realmente somos naturalmente, veremos una enorme disminución en el estrés general y un enorme aumento general en salud y bienestar.

Debemos darnos cuenta de que los síntomas emocionales como la ansiedad y la depresión son la consecuencia de una cantidad dañina de diálogo interno antinatural. Activamos la respuesta al estrés al no tratarnos naturalmente y hablando a nosotros mismos en un ambiente antinatural. Los síntomas que experimenta cuando hace estas cosas son sólo su mente diciéndole, "Algo está mal con mi entorno. Por favor, cambie su diálogo interno." La depresión es un síntoma, no una causa. Usted siente depresión, ansiedad y baja autoestima como dolor emocional, al igual que usted siente dolor físico de cortes y moretones. La depresión no conduce a pensamientos deprimentes. La depresión es la consecuencia de pensamientos deprimentes.

Los pensamientos depresivos son dañinos y destructivos; Pensamientos felices por otro lado son naturales y puros, y construyen. Con la práctica, puede llegar a ser bueno en elegir pensamientos deprimidos o pensamientos felices. Los hábitos se crean estimulando repetidamente los caminos neurales que forman sinapsis; Estos hábitos pueden ser saludables o no - esa es su elección. Recuerde esto no sucederá durante la noche. Usted necesita practicar, elaborar, y mantener un horario de entrenamiento como tendría que hacer para mantenerse en forma y físicamente saludable.

7

Movimiento

¡No sólo para los atletas!

Tengo dos actividades que realmente disfruto, y realmente busco oportunidades para hacerlas. La primera es trabajar con una pala y un pico para mover la tierra, y la segunda es cortar leña con un hacha. La mayoría de la gente ahora mismo probablemente está pensando, "este tipo es raro." Sin embargo, hay varias razones por las que realmente disfruto estas actividades.

Bueno, en primer lugar, supongo que se puede decir que soy extraño, porque sinceramente me gusta cavar en la tierra y cortar leña. Por desgracia, no tengo la oportunidad de cortar leña tanto como me gustaría, sin embargo las dos últimas veces fue para una señora mayor que vivía sola. Mi papá había comprado algunos troncos de árbol que necesitaban ser cortado, y me ofrecí voluntariamente para ayudar a cortar todo.

También recuerdo vívidamente este último verano que estaba solo en el terreno de mi papá con una botella de agua y un hacha, cortando leña. Estaba cortando las ramas y el tronco de un sauce llorón de 60 años que apenas el año anterior estaba en el patio delantero de la casa de mis padres. Recuerdo muchas veces estar sentado bajo este árbol, disfrutando de la sombra que ofrecía. Fue el primer árbol en el que traté de construir una casa cuando yo era sólo un niño. Este es el mismo árbol del que mi hermano cayó y se quebró el brazo mientras intentábamos construir esa casa. Cortar leña de este viejo sauce, por ejemplo, son momentos donde tengo la oportunidad de disfrutar realmente la vida y lo que me rodea. Me tomo el tiempo para disfrutar con cada sentido. Me concentro en las pequeñas cosas; Sintiendo la veta de la madera que estoy levantando y colocando en el bloque para cortar a continuación; tocar y agarrar la manija de plástico del hacha; Concentrándome en no tenerlo agarrado demasiado fuerte y centrarme en cómo se siente. Momentos como estos, veo los insectos volando alrededor de mí, los diferentes tipos de céspedes, el color de las flores que me rodean. Saboreo completamente cada gota de agua que bebo, y mientras trabajo, me concentro en los diferentes sonidos que me rodean. Los diferentes pájaros, bichos, viento ondulando entre las hojas de los árboles, e incluso los sonidos diferentes de vehículos en la autopista I-15 no demasiado lejos. Además me aseguro de que cada respiración que tomo sea profunda, que entre el aire fresco y limpio que me rodea a mis pulmones. Cómo me encantan estas oportunidades de moverse y poner peso contra mis músculos y huesos.

Es posible que no tenga ninguna alegría de cortar leña, al igual que como no encontraba ninguna alegría en lavar los platos, hasta que empecé a hacer lo mismo que hago cuando corto leña. Enfoco mis cinco sentidos en lo que estoy haciendo. Me concentro en la textura de cada plato que estoy lavando, ya sea de vidrio o plástico, redondo o plano. Los sonidos del agua, la esponja jabonosa deslizándose sobre un plato. El olor de los platos sucios y grasientos a los limpios y recientemente enjuagado. Veo cada parte de cada plato para asegurarse de que no hay suciedad que se ha dejado atrás y recuerdo el sabor de cada comida probada. Al concentrar nuestros cinco sentidos podemos disfrutar de cualquier actividad, incluso aquellos que están en el parte inferior de la lista, pero debemos tomar el tiempo y disfrutarlos plenamente.

Para muchos, el ejercicio sería una de las actividades que no disfrutan. Nadie puede tomar la decisión de hacer algo que no disfrutan continuamente. Es contra la naturaleza humana. Es por eso que tantas personas fracasan en sus resoluciones de Año Nuevo que tienen que ver con la pérdida de peso o ponerse en forma. Es contra la naturaleza humana hacer continuamente algo que no percibimos como agradable. Sin embargo, hay una manera de cambiar el sistema de creencias que muchas personas tienen de ejercicio que es doloroso y no agradable. Si realmente enfocamos nuestros cinco sentidos cuando hacemos esas actividades supuestamente no agradables, encontraremos alegría en ellos, y se hacen muy fáciles de lograr. Al igual que cortar leña me trae alegría, correr esa milla extra o escalar esa cuerda sólo una última vez no es doloroso, pero verdaderamente agradable.

Recientemente mis días han sido muy largos, despertarme temprano y acostarme tarde. Estos días también implicaban muchas horas de trabajo en la posición sentada. Recomiendo no estar sentado por más de 45 minutos a la vez así qué cada 45 minutos Me levantaba y me movía un poco antes de volver a sentarme, pero sobre todo, mi día consistía en estar sentado trabajando frente a la computadora. En el momento en que entró en la tarde, siempre estaba cansado y confuso.

Donde estamos viviendo ahora estoy preparando el patio delantero para poder plantar vegetales. Estoy instalando miniswales. Swales son básicamente zanjas sin declive que mantiene su nivel de agua permitiendo que esta se escurra lentamente. Lo que quiero es que la lluvia los llene uniformemente, que no corra, y si se desbordan ir de a poco hacia a la próxima miniswale. Instalar swales implica cavar con una pala, algo que realmente disfruto. Sin embargo, habiendo estado sentada casi todo el día, estaba cansado y confuso, y era difícil encontrar la fuerza de voluntad para salir y cavar en el suelo. Encontré la fortaleza y agarré la pala, salí y comencé a cavar. Terminé dos miniswales y pude terminar el tramo para caminar entre ellos, nivelándolo, colocando el cartón hacia abajo y luego los chips de madera de pino en la parte superior del cartón. Después de hacer ese trabajo físicamente exigente, estaba completamente energizado y me sentía genial, no cansado y confuso como me sentía un par de horas antes. ¡El movimiento nos despierta y nos energiza! ¡Sentarnos nos hace sentir cansados y confusos!

La falta de movimiento se ha convertido en un enorme problema a lo largo de los años. La sociedad moderna nos ha convertido en personas sedentarias. Estamos prácticamente en posición sentada todo el día. Nos despertamos para sentarnos en una mesa, para luego sentarnos en un vehículo que nos lleva a nuestra escritorio donde nos sentamos por otras ocho a nueve horas. Luego nos sentamos en nuestro vehículo para ir a casa a sentarse en el sillón. La mayoría de la gente puede relacionarse con esto de alguna manera. La mayoría del movimiento se ve en los atletas o personas que están tratando de perder peso o mirar mejor físicamente. Sin embargo, ahí es donde nos hemos equivocado completamente.

La mayoría de la gente piensa que el movimiento es algo que es opcional en nuestro estilo de vida, que no es necesario para estar sano y bien. La mayoría de las personas usan el ejercicio para mejorar su rendimiento deportivo, perder kilos no deseados o para verse mejor físicamente. ¡Como se ha dicho anteriormente, aquí es donde nos hemos equivocado completamente! El movimiento es mucho más que eso, es un requisito para que usted sea verdaderamente sano y sentirse bien. Debemos movernos, y si usted vive un estilo de vida donde el movimiento no es una práctica común debido al trabajo u otras responsabilidades, debe planificar el tiempo en su horario diario para el ejercicio riguroso. La falta de movimiento, un estilo de vida sedentario, es perjudicial al igual que el diálogo interno antinatural. En otras palabras, es un estresor. ¿Qué sucede cuando estresamos el cuerpo? Activamos la respuesta al estrés, con todas las hormonas del estrés y otros cambios en nuestra fisiología que vienen con él.

Debemos recordar que la activación de la respuesta al estrés es una cosa muy inteligente que hace nuestro cuerpo. Si estamos estresando nuestros cuerpos de alguna manera necesitamos la respuesta del estrés para sobrevivir; Si no tuviéramos la respuesta al estrés, no sobreviviríamos al estresor. Sin embargo, no estamos diseñados para estar estresados de una manera crónica. Si nuestros cuerpos están estresados crónicamente, se cansan, se fatigan, eventualmente se enferman y se mueren.

Muchos profesionales, al hablar de la cantidad correcta de movimiento para nuestro ecosistema de células, recomiendan seguir el ejemplo de nuestros antepasados paleolíticos. Sigo creyendo que no tenemos que volver tan atrás. ¿Por qué retroceder 10.000 años cuando la mayoría de nosotros sólo necesitamos regresar cinco o seis generaciones para encontrar en nuestra propia línea familiar una cantidad diaria más adecuada de ejercicio y movimiento?

Hay un documental muy lindo que recomiendo y que se llama Polyfaces: Un mundo de muchas opciones. Una de las personas entrevistadas en este documental era alguien que podríamos decir que había estado viviendo una vida moderna normal. Estaba enfermo y tenía sobrepeso y sabía que necesitaba un cambio. Según la película, este hombre vence su sobrepeso y enfermedades; el cambio es bastante dramático y sucede con el tiempo. Lo que me impresionó fue lo que dijo este hombre, y cómo el documental retrató su nueva vida. Habló sobre cómo había cambiado su estilo de vida drásticamente y lo que mejoró su salud en general a pasos agigantados. Afirmó que lo que hizo fue comenzar a vivir un estilo de vida como sus abuelos. Estaba comiendo y moviéndose en la forma en que recuerda lo hacían ellos. Él vivía un estilo de vida de sólo dos generaciones en el pasado. Lo que realmente me gusta en el documental es, después de que él explica su nuevo estilo de vida, lo muestra cortando leña. ¡Qué gran manera de moverse!

El punto que estoy tratando de hacer ver es que si volvemos atrás sólo un par de generaciones vemos un estilo de vida de mucho más movimiento. Esto era natural para nuestros antepasados. Se despertaban y se movían. No tenían gimnasios llenos de máquinas, no tenían clases de Zumba ni nada de eso. Vivían un estilo de vida que les permitía moverse naturalmente. Con la tecnología de hoy no necesariamente necesitamos vivir cómo vivieron nuestros antepasados, pero debemos emular su estilo de vida que implicaba mucho más movimiento.

Muchos de ustedes que leen esto probablemente trabajan detrás de un escritorio la mayoría del día y están pensando cómo en el mundo se supone que me muevo como mis antepasados. Es por eso que digo vivir su estilo de vida de movimiento, no su forma de vida. Sin embargo, si están detrás de un escritorio la mayoría del día y no tienen muchas oportunidades de moverse deben implicar el ejercicio riguroso a sus vidas.

Recomiendo el ejercicio de tres a cinco días a la semana, y en la mayoría de los casos, cinco días a la semana es óptimo. Este ejercicio debe durar de treinta minutos a una hora y usted estará respirando aceleradamente una vez que haya terminado.

Por supuesto, si usted no está acostumbrado a este tipo de movimiento al comenzar no puede de repente hacer una hora de ejercicio muy intensivo. Todas estas cosas tienen que hacerse paso a paso. Muchas personas sólo empezarán a caminar, y eso es genial, pero no dejen que eso sea el objetivo final. Debemos avanzar más si queremos vivir un estilo de vida de salud y bienestar.

La parte difícil es empezar, pero puedo prometerles que todos y cada uno de nosotros tiene el deseo y el potencial para comenzar y atenerse a ella. Lo que me gusta de este estilo de vida es que cuando empieza a moverse más se siente más energizado y tiene la capacidad de conseguir y lograr mucho más a lo largo del día. Se hace más fácil y más fácil con cada día que involucramos más movimiento en nuestras vidas. Todos podemos encontrar tiempo; Cuando se trata de nuestra salud siempre hay tiempo sólo tenemos que estar dispuestos a darle la suficiente importancia durante el tiempo adecuado.

Dormir - compañero del movimiento

Soy una persona que realmente no tiene mucho problema con el movimiento. A lo largo de mi vida, he tenido grandes oportunidades para mantenerme activo. No puedo atribuirme a mí solo el mérito de mantenerme activo, es gracias también a muchas otras personas. Mis padres me han ayudado. Cuando era joven, a pesar que no me gustaba me hicieron ayudar en la huerta. Tuve la gran oportunidad de desyuyar una fila al día después de clases. ¡Quién hubiera pensado que les estaría agradeciendo ahora esa gran oportunidad!

Recuerdo que la mayor parte de mi infancia estaba afuera jugando; sol o nieve, no importaba. En el verano, mis hermanos y yo encontrábamos enormes montones de tierra y cavábamos túneles, creando nuestras propias hormigueros. En invierno, levantamos muros y tratábamos de armar iglús y jugábamos guerra con bolas de nieve. Siempre hubo una oportunidad de moverse. A medida que crecía, los deportes se convirtieron en una gran parte de mi vida. Practicaba cada vez que tuviera la oportunidad. Jugué todo tipo de deportes, desde el fútbol americano después de la escuela hasta el baloncesto a las cinco de la mañana cuando mi mamá estaba haciendo aeróbicos (¿te acuerdas de aeróbicos?) Durante la escuela secundaria, jugué en el equipo de voleibol, y también andaba en bicicleta a la casa de mi tía para nadar en los días calurosos. Además me involucré en nuevas tendencias de aquel tiempo: el skate y el snowboard.

A medida que avanzaba la vida, pasé por entrenamiento básico de los Marine Corps (el entrenamiento básico más difícil en el ejercito estadounidense) y seguí practicando deportes y moviéndome de otras maneras, como ir de excursión por las montañas con mi familia o con mi padre buscando el alce perfecto. Hoy juego basquetbol y fútbol casi semanalmente mientras también camino y voy corriendo a la mayoría de los lugares.

Sin embargo, hay otra parte del movimiento, una que la mayoría de la gente pensaría que no tiene nada que ver con el movimiento. También podrían pensar que no es importante. Es lo opuesto al movimiento. ¡Dormir! El descanso tiene una parte muy importante en nuestra salud y también en la asimilación de nuestro movimiento durante el día. El descanso es donde he tenido dificultades durante ciertos períodos de mi vida. He tenido mi parte de luchas internas que me mantuvieron despierto preguntándome "¿Puedo?," "¿Soy capaz?" O "¿Soy lo suficientemente bueno?." Esos han sido tiempos difíciles donde mi medio ambiente interno no me permitía asimilar por completo el movimiento que le estaba dando. Han habido muchas noches inquietas. Noches mirando el techo, abrir un libro, girar a un lado, girar al otro, ir al sillón, regresar a la cama y finalmente escuchar el despertador una o dos horas más tarde. Necesitamos ver el descanso como compañero del movimiento. Para aprovechar plenamente nuestro movimiento, debemos descansar. Pero eso no es todo. Debemos descansar por muchas más razones a medida que avanzamos en este maravilloso viaje llamado salud integral.

Primero, ¿Cuánto descanso realmente necesitamos? Eso cambia con la edad. Se aconseja que un bebé duerma entre doce y dieciséis horas por día incluidas las siestas. Los niños de uno y dos años deben dormir entre once y catorce horas. Un cambio entre las tres y cinco años se recomienda diez a trece horas de sueno al día; las edades entre seis y doce años la cantidad de horas aconsejadas son de nueve a doce. Los adolescentes necesitan dormir entre ocho y diez horas diarias y los adultos de más de dieciocho entre siete y ocho horas.

En la siguiente tabla se detalle las horas de sueño (incluidas las siestas) recomendada para cada franja etaria

Edad	Horas
Bebés	12-16
1-2 años	11-14
3-5 años	10-13
6-12 años	9-12
adolescentes	8-10
adultos	7-8

Pero no sólo tiene que ver con horas de descanso; mucho tiene que ver con la calidad del descanso. Muchos adultos están bien con sólo seis horas porque han aprendido cómo lograr una muy alta calidad de descanso. Y otros igualmente para sentirse bien necesitan descansar nueve horas. Esas son las recomendaciones, al conocer más sus propias necesidades mejor usted va a darse cuenta cuantas horas de descanso realmente necesita.

Si alguna vez queremos alcanzar nuestro potencial de salud, debemos descansar. Dormir o en otras palabras, recuperarse es increíblemente importante. El sueño nos afecta física, mental y espiritualmente.
Desafortunadamente, al igual que la comida que comemos, la forma en que hablamos con nosotros mismos y la forma en que nos movemos, el descanso se ha vuelto completamente antinatural. La mayoría de la gente piensa

que si duermes lo suficiente eres perezoso. Piensan que hay que dormir menos para poder hacer más cosas. No podrían estar más lejos de la verdad. Cuando no descansamos lo suficiente, nos volvemos más lentos, menos creativos y de bajo rendimiento. Para ser realmente productivo, debemos descansar.

Con luces en todas partes haciendo que la noche parezca de día, creemos que podemos permanecer despiertos hasta la madrugada. Con la capacidad de iluminar la noche, para la mayoría de la gente puede sonar extraño que deberíamos irnos a dormir no más de un par de horas después de que se baja el sol. Se dice que las horas de sueño más productivas son entre las 10:00 p.m. y 2:00 a.m. Eso tiene sentido, si realmente pensamos en ello. Por supuesto, esto cambia un poco dependiendo de la temporada y la parte del mundo donde uno esté. Como siempre digo, somos parte de este ecosistema llamado Tierra, no en control de ella. Tan pronto como tratamos de tomar el control de la naturaleza usando luz artificial para permanecer despiertos durante más horas, nos enfrentamos en una batalla que simplemente no podemos ganar. Y la disminución de la salud será la consecuencia. Antes de la luz artificial, la gente se acostaba cuando el sol se bajaba. ¡Deberíamos estar haciendo lo mismo!

Uno de los aspectos más importantes del sueño es la eliminación de los desechos del metabolismo del cerebro. El cerebro funciona como cualquier órgano; necesita energía para funcionar. Al igual que con el movimiento, cuando nos movemos, la energía utilizada de forma anaeróbica nos deja con calor y ácido láctico. El ácido láctico tiene que ser desechado o reutilizado. A medida que el cerebro usa energía, deja productos que deben también ser desechado o reutilizado. Normalmente, estos desechos se descartan a través del sistema linfático. Sin embargo, nuestro cerebro tiene una barrera protectora llamada barrera hematoencefálica, donde el sistema linfático no pasa. El cerebro tiene su propio sistema llamada sistema glifático para eliminar los desechos, la "g" añadida para las células gliales que lo controlan. Este sistema que libera al sistema nervioso central de sus desechos es diez veces más activo cuando está dormido que cuando está despierto. No solo eso, sino que nuestras células cerebrales en realidad reducen su tamaño alrededor del sesenta por ciento mientras dormimos, haciendo su trabajo mucho más fácil y eficaz.

No sólo se está limpiando el cerebro mientras dormimos, sino que se está preparando para el día siguiente. Mientras dormimos estamos formando nuevas caminos neuronales que ayudan en el proceso de aprendizaje y en nuestras habilidades para resolver problemas. Descansar bien por la noche también nos ayuda a prestar atención, tomar mejores decisiones y ser más creativos.

El descanso también es muy importante en nuestra salud física, no solo en nuestra salud mental. Mientras dormimos, nos recuperamos. Nuestro sistema inmune necesita una buena noche de descanso para poder luchar la buena batalla. Además, mientras descansamos, vemos un aumento en la hormona del crecimiento. Aquí es donde crece nuestro tejido muscular y otros tejidos. Con el descanso, vemos un aumento en la reparación de células y tejidos dañados.

Otras cosas que vemos con un descanso adecuado son la secreción adecuada de la hormona "hambrienta" o grelina y la hormona "llena," la leptina. Cuando estamos privados de descanso vemos un aumento en la grelina y una disminución en la leptina, lo que nos hace estar más hambrientos. Conocemos la consecuencia de comer más de lo que la sociedad llama comida, y sabemos que no es buena. Otra parte importante del sueño es la secreción de insulina. Tan solo una noche sin dormir lo suficiente puede hacernos resistentes a la insulina como un diabético tipo II. La privación del descanso tiene efectos enormes en nuestra salud. La deficiencia de descanso prolongado se ha relacionado con un mayor riesgo de enfermedad cardíaca, enfermedad renal, presión arterial alta, diabetes y accidente cerebrovascular.

Muchas personas pueden llegar a dicer que solo tomarán una siesta durante el día para recuperar las horas perdidas durante la noche. ¡Simplemente no es lo mismo! No digo que las siestas sean malas; simplemente no pueden reemplazar una buena noche de descanso. Tenemos algo llamado ritmo circadiano. Podemos llamarlo nuestro reloj interno. Nuestros cuerpos, siendo naturalmente inteligentes, saben cuándo es hora de dormir. En otras palabras, cuando se baja el sol habrá un aumento de ciertas hormonas que nos ayudarán a dormir, y cuando salga el sol comenzaremos a secretar diferentes hormonas para despertarnos y ponernos en marcha. Cuando fallamos en hacer esto, arruinamos todo este sistema natural, y durante largos períodos de tiempo, causará caos en nuestra salud y bienestar.

Si trabajamos con nuestro reloj interno natural, nuestro ritmo circadiano, y nos acostamos no más de un par de horas después de que se baja el sol, tendremos una secreción natural y saludable de una hormona llamada melatonina. Esta es la hormona más comúnmente conocida para ayudar en el ciclo de sueño-vigilia. Sin embargo, ha demostrado ser mucho más. También es un antioxidante muy potente y probablemente una de las mejores hormonas anticancerígenas que producimos. Por lo tanto, no sólo ayuda a proteger nuestras células y tejidos, sino que se ha descubierto que ayuda a protegernos del cáncer.

Otras hormonas importantes que naturalmente suben y bajan a medida que la noche se convierte en día, y el día se convierte en noche, son la serotonina y el cortisol. Ya he hablado sobre estas hormonas, sin embargo, también tienen su papel en el ciclo del sueño. La serotonina, también conocida como la hormona que produce sentimientos de felicidad, tiene una parte muy importante para ayudar a regular nuestro reloj interno. No sólo se encuentra la serotonina en el tracto digestivo, sino que también se encuentra en la piel, entre otros lugares. Tenemos receptores en nuestros ojos que envían señales a nuestros cerebros para aumentar la producción de serotonina. Esta serotonina puede convertirse en melatonina. Lo que estoy tratando de decir es que si queremos una cantidad natural de serotonina que luego se convierta en melatonina para ayudarnos a descansar bien por la noche, debemos estar afuera moviéndonos de forma natural, recibiendo los hermosos rayos del sol.

¿Qué hay del cortisol? Bueno, el cortisol en nuestro sistema circadiano natural va en aumento cuando nos estamos despertando. Secretamos más cortisol por la mañana para ayudar a levantarnos y prepararnos para enfrentar los desafíos de otro día. Nos ayuda a mantenernos despiertos y alertas durante todo el día. A medida que avanza el día, la secreción disminuye continuamente, finalmente toca fondo en la noche y nos prepara para tener una gran noche de descanso.

Entonces, no se trata sólo de dormir más, sino de volver a ser quienes realmente somos como seres humanos. Tenemos el día para trabajar duro y tenemos la noche para recuperarnos. Si realmente queremos estar saludables, y sé que usted quiere disfrutar de la verdadera salud y bienestar porque está leyendo este libro, ¡necesita volver a vivir cómo los humanos han vivido durante miles de años!

Moverse es solo la mitad de la batalla. Si queremos todos los grandes efectos del movimiento, debemos descansar. Si queremos una buena noche de descanso, debemos movernos. No estoy hablando de caminar con la maquina de correr en un gimnasio, con todo tipo de luz artificial. Estoy hablando de movimiento natural afuera. Necesitamos recibir los rayos del sol durante el día, moviéndonos adecuadamente según como la naturaleza pretendía, para que podamos aprovechar al máximo las horas nocturnas para descansar, reparar, sanar y limpiar.

Postura - el otro lado de la moneda.

Es incómodo decir esto, pero mientras escribía esta parte del libro me di cuenta de que no estaba sentado en la forma adecuada y tuve que ajustar mi postura. Incluso la persona detrás de todas estas páginas constantemente se recuerda a sí mismo para mantener la postura correcta. La postura incorrecta, la forma en que nos sentamos, la forma en que estamos parado, se ha convertido en tan epidémico como el estilo de vida sedentario. No sólo estamos sentados demasiado, sino que estamos sentados de una manera que estresa completamente las articulaciones de nuestra columna vertebral. ¡Somos completamente deficientes en movimiento y tóxicos en mala postura! No podríamos pedir una combinación peor para la salud de nuestra espalda y nuestra salud y bienestar en general.

Alguien recientemente me hizo esta pregunta:

> *"¿Es bastante obvio por qué el ejercicio influye en la salud. No es tan obvio (al menos para mí) por qué la postura es tan importante. Me parece que la postura de uno tendría que deteriorarse bastante antes de afectar negativamente la salud, así que me preguntaba si podría*

describir en un poco más de detalle la mecánica asociada con el proceso de mala postura que conduce a la mala salud?"

¡Exactamente! Por lo general, pasa mucho tiempo para que la mala postura cause realmente un síntoma físico como el dolor. La mala postura es uno de los micro traumas que con el tiempo lleva a tantos problemas de salud en nuestras sociedades modernas. Me gusta llamar a las muchas enfermedades metabólicas que vemos hoy en día como enfermedades del estilo de vida porque son completamente prevenibles si mejoramos nuestro estilo de vida actual a uno que armonice con quiénes somos naturalmente. Las enfermedades del estilo de vida tardan décadas en demostrarse. Por eso hablo de la importancia de la salud integral. Este estilo de vida impide tanto la enfermedad y la angustia. La mala postura se ha convertido en una toxicidad que ponemos en nuestras articulaciones. Obliga a nuestros cuerpos a adaptarse. Cuando se convierte en crónica causa muchos problemas. Algo que debemos reconocer es que la crónica no sólo significa lento para demostrar y tener por períodos prolongados de tiempo, pero también significa mucho tiempo para recuperarse.

De la experiencia que tengo en la clínica, la gente típicamente no experimenta dolor físico en sus articulaciones hasta más adelante en la vida, entre las edades de treinta y sesenta. La mala postura aumenta el desgaste de nuestras articulaciones y provoca una aparición temprana de la enfermedad inflamatoria, la osteoartritis. También disminuye el número total de señales nerviosas que comunican nuestro cerebro con nuestras extremidades.

Ahora sabemos que, además de la osteoartritis, nuestros antepasados paleolíticos no sufrían de las muchas enfermedades metabólicas que padecemos hoy en día. Creo que el desgaste de las articulaciones de nuestros antepasados paleolíticos no llegó al punto de causar síntomas físicos salvo, tal vez, una rigidez corta que se sentía en la mañana. Sus articulaciones se gastaron con el tiempo debido a sus actividades diarias. Tenían tres de los pilares que les permitían vivir una vida plena, saludable y productiva, sin embargo, carecían de un pilar vital - el cuidado quiropráctico. Con la atención quiropráctica podría haber incluso evitado gran parte de la degeneración de las articulaciones de la columna vertebral.

Durante los últimos siete años, la postura ha sido una gran parte de mi vida. Como un doctor de quiropraxia, me enfoco en mejorar las posturas de los pacientes. La quiropraxia es importante en cuanto a la postura porque la subluxación, la lesión que trato como un doctor de quiropraxia, produce mala postura; Por otro lado, la mala postura es una causa de la subluxación. Desde que empecé a tratar a los pacientes, me he centrado en devolver la gama final de movimiento a sus articulaciones para que puedan recuperarse plenamente. La gama final de movimiento significa los últimos grados de movimiento que los pacientes a menudo ni siquiera notan que han perdido. También enseño ejercicios de postura a los pacientes que le dan a su tejidos finos la fuerza para restaurar y mantener una postura adecuada. Esta es una parte muy importante para poder volver a la verdadera salud y bienestar.

La mayoría de nosotros en las sociedades modernas nos sentamos con posturas no adecuados durante la mayor parte de nuestras vidas. Desafortunadamente, esto está comenzando cada vez más temprano en los años de desarrollo donde somos mucho más vulnerables a estas posturas antinaturales.

La mayoría de las personas por lo menos entienden como es una postura sentada adecuada. Sin embargo, tratar de mantener esa posición durante más de un par de minutos y la sentirán completamente antinatural e incómodo. Eso se debe a todos los años de estar en una postura completamente antinatural. Cuando usted se sienta con la postura apropiada, sus articulaciones y tejidos fino se sienten estresados porque se han adaptado a su mala postura. En otras palabras, su cuerpo es inteligente; se adapta al mejor de su capacidad a los ambientes en que usted lo pone, incluyendo mala postura.

Un ejemplo en el que tengo mucha experiencia es la postura crónica de la cabeza anterior. Esto es cuando la abertura de su canal auditivo es anterior del centro de su hombro. ¿Qué hace esto a la lordosis cervical normal, también conocida como la curvatura normal, o la curva inversa 'C' del cuello? La postura anterior de la cabeza o inclinando la cabeza hacia adelante disminuye la lordosis cervical. Esto pone las fuerzas gravitacionales hacia adelante sobre el tejido entre los huesos, que se llaman los discos intervertebrales. Esto ocurre en el nivel del cuarto hueso en el cuello y abajo. Con el tiempo, este aumento de la fuerzas gravitacionales conduce a la degeneración del disco intervertebral y a la formación de osteofitos anteriores. En otras palabras, un aumento en el desgaste de los tejidos y huesos que rodean las articulaciones.

Sin embargo, con una lordosis cervical normal y una postura normal de la cabeza, las fuerzas gravitacionales están igualmente colocadas entre las dos articulaciones que se encuentran en la parte posterior de cada hueso de la columna vertebral y el disco intervertebral; cada uno recibe un tercio del peso. Con la postura anterior de la cabeza y la pérdida de la curva lordótica cervical normal, estas fuerzas se mueven hacia delante fuera de las dos articulaciones y sobre el disco intervertebral y la porción anterior del cuerpo vertebral a nivel del cuarto hueso cervical y por debajo.

Esta es la razón por la que vemos tanto desgaste en la parte anterior de los huesos del cuello inferior. La peor parte de esto es que puede tomar hasta treinta años antes de que haya suficiente tejido cicatricial formado después de este trauma neural para causar un síntoma físico. ¡Esto está ocurriendo día tras día, año tras año, y ni siquiera sabemos que está sucediendo!

Esto se ve bastante a menudo en la práctica clínica. Muchos pacientes entre 30 años y principios de los 60 hacen una queja primaria de dolor de cuello constante o dolor de espalda por primera vez; a menudo no tienen idea de por qué están experimentando dolor. Cuando yo tomo radiografías, casi siempre veo lo mismo: desgaste en el frente de los huesos del cuello desde la cuarta vertebra hacia abajo, y la disminución del espacio entre los huesos.

Cuando observo esta condición, examino los cuellos de los pacientes por el tacto y encuentro que sus músculos son tensos y sientan dolor al tacto. Incluso cuando los pacientes entran sin dolor en el cuello, puedo encontrar áreas de incomodidad y músculos tensos examinando sus cuellos.

Esto se debe a la vida sedentaria y la mala postura crónica de la cabeza anterior, producto de la mala postura en los escritorios frente a las computadoras, en sillones delante de televisores, cuando se utilizan dispositivos electrónicos como iPads o iPhones y manejar autos, por nombrar sólo algunos. La peor parte es que esta condición está ocurriendo cada vez a más temprana edad en las sociedades modernas. Es imposible poner la columna vertebral humana en los siguientes situaciones estresantes crónicas sin efectos dañinos: la posición sentada, traumas (especialmente micro traumas), estilos de vida sedentarios, mala nutrición y mayor estrés emocional. Estas son las razones por las cuales casi todo el mundo en las sociedades modernas sufre de subluxación y mala postura.

La mala postura no sólo afecta las articulaciones y los tejidos blandos a su alrededor con el tiempo. La mala postura afecta a casi todas las funciones humanas, tanto conscientes como inconscientes, desde el movimiento hasta la respiración. Esto se realiza por el aumento de la entrada nociceptiva y la disminución de la entrada proprioceptiva de la articulación estresada de la que ya he hablado. La mayoría de la gente entiende la importancia de ir a un dentista con regularidad. Nos cepillamos y usamos hilo dental para prevenir las caries. Entendemos que nuestra dieta moderna tiene demasiados carbohidratos, que son sólo largas cadenas de azúcares y demasiados azúcares refinados que causan la caries dentales. De la misma manera, los patrones de actividad modernos y los patrones posturales no naturales que vemos en la sociedad moderna han causado decaimiento de la columna vertebral, muy poco movimiento y bajos niveles de salud en general. La vida moderna conduce a la subluxación y desgaste de nuestras articulaciones. Recibir atención quiropráctica en forma regular equilibra los efectos de los patrones de actividad modernos que resultan en mala postura. Cuidado quiropráctico es tan crucial para la salud de la columna vertebral como el cuidado dental es para los dientes sanos!

El movimiento y la postura van de la mano y son pilares vitales en nuestra salud y bienestar. A medida que volvemos a lo que somos naturalmente y comenzamos a movernos más y más, y a usar una postura adecuada, el sistema de creencia de que el movimiento no es agradable se desvanecerá y estaremos realmente en el camino hacia el aumento de la salud, energía y vitalidad. Volveremos a cómo somos nosotros como seres humanos y así debemos mirarnos y sentirnos. Tenemos que recordar que no podemos reemplazar uno por el otro. No podemos ir a un doctor de quiropraxia pensando que el movimiento que regresa a nuestras articulaciones y la postura mejorada es suficiente, y no podemos pensar que sólo más movimiento por nuestra parte es suficiente. La salud de la columna vertebral y la postura adecuada son necesarios para que el movimiento que proporcionamos que es tan vital para nuestra salud pueda llegar a nuestro cerebro y ser procesados en su totalidad.

8

¡Por qué debemos difundir la palabra!

Yo estaba cubriendo a un quiropráctico en Las Vegas, NV durante el tiempo que estaba de vacaciones. Vi a bastantes pacientes durante los cuatro días que estuve en esa clínica. Volví a ver de primera mano lo que está mal con el paradigma de salud estadounidense, y desafortunadamente se está extendiendo por todo el mundo. Tenemos que dar a conocer el paradigma de la salud integral.

Esto no será una tarea fácil. Es como si un buque de carga enorme hubiera salido del puerto y viajado una larga distancia. De repente, el capitán se da cuenta de que una enorme tormenta está llegando y tiene que girar la nave y regresar. La medicina moderna es este enorme buque de carga; No puede detenerse y hacer un giro de 180 grados. Se necesita mucha energía para dar la vuelta a un buque de carga de ese tamaño. Sin embargo, si no modificamos el camino del buque de carga, nos dirigiremos directamente a una tormenta horrible, y naufragaremos. Tenemos que empezar a hacer cambios ahora, un grado a la vez. Si nos mantenemos constantes, conseguiremos que esta inmensa nave dará la vuelta y facilite un cambio tan necesario en la salud mundial. Para dar la vuelta un grado a la vez, cada uno de nosotros debe aprender e implementar los cuatro pilares de la salud integral en nuestras vidas. Entonces, uno por uno, podemos ayudar a nuestras familias y comunidades a entender e implementar estos principios en sus vidas.

Necesitamos volver a vivir cómo los seres humanos lo hicieron una vez. No hay nada nuevo en lo que estoy enseñando. Tenemos que volver a comer comida local que es en temporada que se cultiva en tierra que está vivo sin productos químicos. Necesitamos volver a sembrar algo de nuestra propia comida. Todo el mundo necesita saber cómo almacenar semillas, como mejor la fertilidad de la tierra, y cultivar alimentos, desde el agricultor con miles de hectares, hasta el habitante de la ciudad con sólo un balcón. Todo el mundo puede cultivar un porcentaje de su propia comida, incluso si es sólo el 1 por ciento de su consumo total.

La razón principal por la que todos debemos estar cultivando algo de nuestra propia comida es porque es el alimento más fresco y nutritivo que usted y su familia pueden obtener. Obtenga todo lo demás de las fuentes más locales posibles. Hágase amigo de sus agricultores locales; Asegúrese de que están cultivando verduras sin productos químicos en tierra viva. Si conoce a sus agricultores locales, puede estar seguro de que está consumiendo carnes criada adecuadamente. ¡Los animales deben estar afuera con el sol en la espalda y el césped debajo de sus patas!

Debemos comer verduras y carnes que tengan los nutrientes que nuestros cuerpos requieren. Necesitamos acompañar estas verduras y carnes con frutas y pequeñas porciones de carbohidratos. Por supuesto, necesitamos eliminar completamente los alimentos procesados de nuestras dietas; Nuestros alimentos no deben necesitar etiquetas. Podrías decir que suena ridículo, pero hace apenas setenta años, así era. Antes de que aparecieran los primeros supermercados en América en la década de 1940, nuestra comida provenía de hogares, jardines, granjas locales y bosques.

¡Podemos volver a esa forma de vida! Podemos regresar, pero con nuevas habilidades. Imagínense lo que podemos hacer con la tecnología de hoy y con el conocimiento de ayer. Las posibilidades son enormes.

Tenemos que volver a pensar en manera natural. Tenemos que darnos cuenta de que los seres humanos nacen con ciertos valores naturales. La base de todos ellos es el amor incondicional. Si basamos todos nuestros sistemas de creencias en nuestros valores naturales, nosotros los humanos pensaremos naturalmente y usaremos diálogos internos naturales. Este cambio traerá interacciones naturales entre sí. Como Melvin Konner, M.D., Ph.D. Autor de *The Paleolithic Prescription*[1] escribió:

> *"Imagínese una infancia en la que sus*
> *necesidades de amor y la cercanía*
> *física fueron satisfechas, una infancia*
> *que - si escapó a una enfermedad*
> *grave - le permitió florecer y*

madurar a su propio ritmo, absorber y aprender a partir de modelos que eran sólo un poco mayores que usted, un adolescencia razonablemente despreocupada que promueve el individualismo y la confianza en sí mismo, le asegura su atractivo físico y no espera que asuma las responsabilidades de un adulto completo hasta que llegue a su adolescencia ... Imagine, además, una edad adulta que esencialmente el matrimonio es garantizado (con espacio para el divorcio y el nuevo matrimonio si es necesario), eso hizo probable que tuviera hijos, pero no le ostracizaría si no pudiera o aislarse si lo hiciera, y tuviera apoyos sociales que te permitieran equilibrar sus obligaciones familiares con importantes contribuciones a la economía. Aunque la edad, los accidentes y las enfermedades infecciosas disminuirían gradualmente sus capacidades físicas, su condición dentro de la comunidad, especialmente dentro de su grupo familiar, aumentaría probablemente. Se le recurriría por el conocimiento que posee sobre el pasado, altamente relevante para un

mundo que cambia lentamente, si es
que lo hace."

Podemos volver a este modo de vida natural y vivir una vida significativa, no sólo para nosotros mismos, sino también para los que nos rodean. Podemos utilizar el diálogo interno natural, como nuestros antepasados. Podemos alinear nuestros sistemas de creencias con nuestros valores naturales.

Tenemos que volver a obtener movimiento adecuado y natural todos los días, no para mejorar el rendimiento deportivo, perder peso, o mirar mejor, sino porque es vital para nuestra salud. Como seres humanos somos naturalmente y genéticamente hechos para movernos.

Gran parte de nuestro movimiento debe estar en la naturaleza. Nuestros pies necesitan tocar la tierra viva; Necesitamos tocar árboles y plantas cuando nos movemos. Necesitamos sentir, ver, oír, oler y saborear lo que nos rodea. Necesitamos disfrutar más plenamente del movimiento.

Si no puede moverse más debido a sus circunstancias, debe moverse con más intensidad. No tiene que moverse todo el día; Sólo tiene que moverse con más intensidad y comer comida sembrada en tierra fértil sin químicos. No olvide este pilar vital en su salud y bienestar; Si descuida o olvida moverse, está retrocediendo hacia la enfermedad, no hacia el bienestar y la salud.

Se decía maravillosamente en el artículo médico: "Waging war on physical inactivity: using modern molecular ammunition against an ancient enemy"[2]:

> *"La inactividad física es un evento anormal para los genes programados para esperar actividad física, esto ayuda a explicar, en parte, cómo la inactividad física conduce a disfunciones metabólicas y eventuales trastornos metabólicos como la aterosclerosis, la hipertensión, la obesidad, la diabetes tipo 2, etc. ... Es probable que los seres humanos tengan un requisito biológico intrínseco para un cierto umbral de actividad física, con un estilo de vida sedentario siendo una interrupción de los mecanismos homeostáticos normales programados para el flujo metabólico apropiado necesario para mantener la salud."*

Debemos mantener un rango de movimiento final adecuado en nuestras articulaciones para prevenir el desgaste. También debemos recibir atención quiropráctica para prevenir la degradación de nuestras articulaciones espinales. Estas articulaciones forman una de las cuatro paredes de las cuales pasa cada raíz nerviosa que se ramifica fuera de la médula espinal. Estos nervios inervan nuestro cuerpo entero. Inervan los músculos que utilizamos para la movilidad y para mover la sangre a través de nuestras arterias. Inervan todos nuestros órganos, desde nuestros hígados hasta nuestros órganos reproductivos. Nuestro sistema nervioso es el órgano más descuidado de nuestros cuerpos.

Utilizamos el cuidado quiropráctico para prevenir dolores y enfermedades. Reduce los efectos negativos para la salud de la nocicepción y aumenta la propiocepción que recibe nuestro sistema nervioso central. Cuanto más propiocepción que llega a nuestro sistema nervioso central menos nocicepción experimentamos. La nocicepción incluye estímulos estresantes y nocivos de nuestros ambientes: estresores físicos como la subluxación (la lesión que yo trato como un doctor de quiropraxia), estresantes tóxicos como los alimentos procesados que ingerimos, los estresores mentales y nuestros diálogos internos negativos.

Podemos cambiar el rumbo de nuestro enorme buque de carga dirigido directamente a la tormenta de mala salud. Podemos hacer esto un grado a la vez - una persona a la vez. Podemos lograr esto mediante la comprensión y la aplicación de los cuatro pilares de la salud integral en nuestras vidas. Al combinar holisticamente alimentos abundantes en nutrición que se cultivan en tierra que está vivo sin productos químicos, movimiento adecuado, diálogo interno natural y cuidado quiropráctica, podemos lograr la verdadera salud y bienestar.

¡Que vivamos nuestras vidas un poco mejor - un día a la vez!

1 Eaton B, Shostak M, y Konner, M. La Prescripción Paleolítica. Harper y fila; 1988

2 Booth, et al. Hacer la guerra contra la inactividad física: Moderna munición molecular contra un antiguo enemigo. J appl fisiol. 2002; 93: 3-30